百歳まで歩ける人の習慣

脚力と血管力を強くする

伊賀瀬道也
Igase Michiya

PHP新書

目次――百歳まで歩ける人の習慣

第2章 たったこれだけで脚力が強くなる

第3章 たったこれだけで血管が若返る

第4章 こんな歩き方がおすすめ

第5章 百歳まで自分の足で歩くための習慣

序章

脚力と血管力が一生歩くための鍵になる

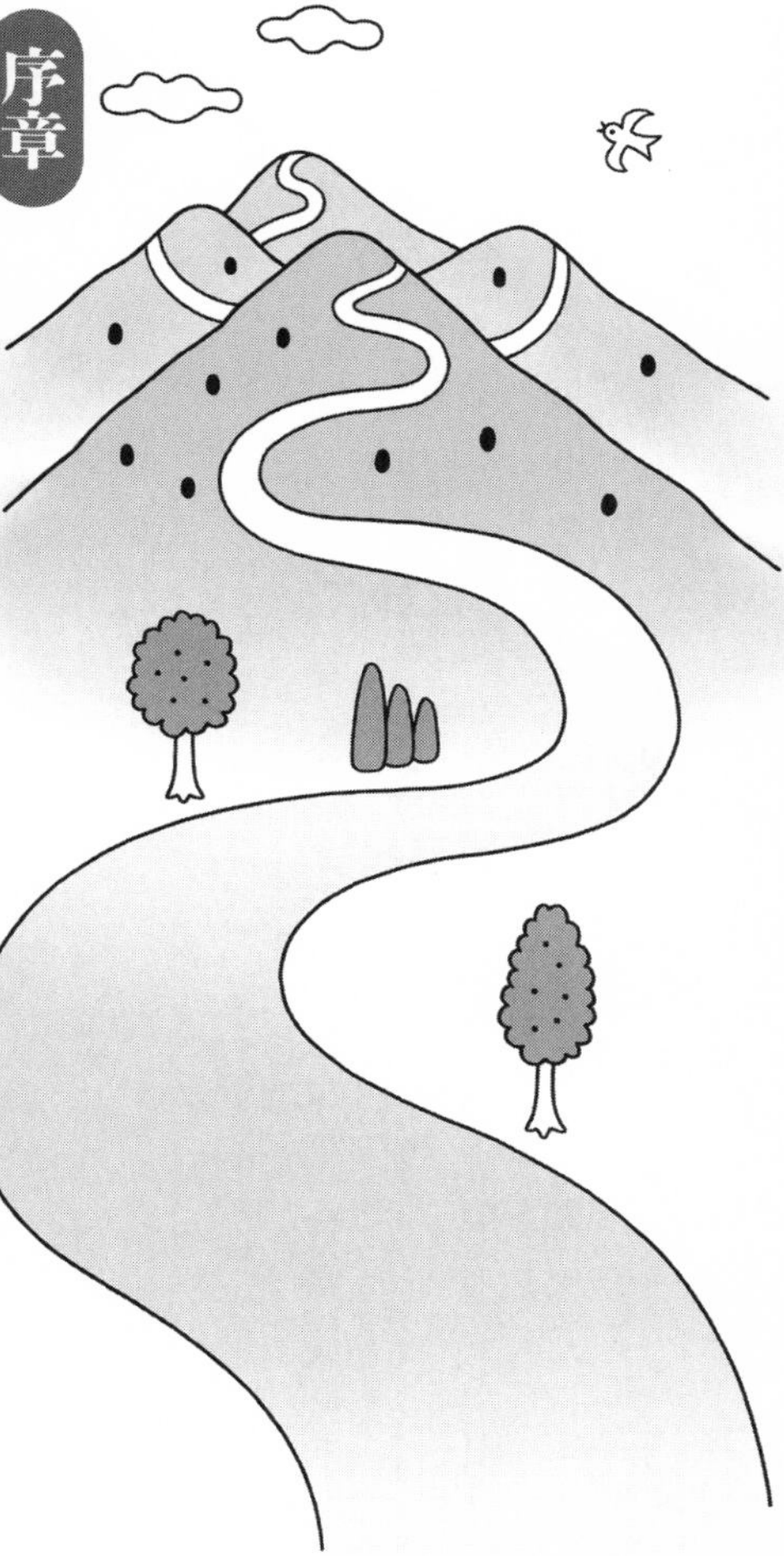

1 なぜ、年をとると歩けなくなるのか

長年の歩かない生活習慣が元凶

さまざまな場面で脚力が必要

日本人の寿命は年々延びており、最近は「人生100年時代」といわれるようになりました。でも、たんに寿命を延ばすだけではなく、**介護が不要な状態を保つ「健康寿命」を延ばすことがより重要**であるとの認識が高まっています。

健康寿命とは、厚生労働省によると、「健康上の問題で日常生活が制限されることなく生活できる期間」のことをいいます。2019年の健康寿命は、男性72・68歳、女性75・38歳となっており、人生100年に対し非常に短いことが指摘されています。

健康寿命が短いということは、寿命が長くなっても、自分の面倒が自分で見られない期間も長いことになります。健康寿命は、「食事を自分でとれる」「トイレが自分で使える」「お風呂に自分で入れる」など、日常生活ができる期間といいかえることができます。

それを防ぐには、**自分でしっかり歩けることが重要な要素**であるといえます。

では、私たちはなぜ、年をとると自分でしっかりと歩けなくなるのでしょうか。

一般に歩けなくなる原因としては、加齢（年をとること）が思い浮かびますが、これ以外の生活習慣として、

「1日中、座りっぱなしである」
「外出しても車などを使って歩かない」

などのライフスタイルが思い浮かぶことでしょう。

つまり、歩かない生活を送ることは、年をとると歩けなくなることに直結するといえるのです。

歩くための力は、「脚力」といいかえることができます。日常生活では、単純に「歩く」ことに加えて、階段を上り下りすることや、寝たり座ったりした状態から「立ち上がる」など、さまざまな場面で脚力が必要です。

そこで、普段から脚力を鍛えて、生活のなかでつまずいたり転倒したりすることを防ぐのが大切であることは、容易に想像できると思います。

2 脚力と血管力には親密な関連がある

歩行速度が落ちると動脈硬化が増える

どちらか一方を鍛えても望む結果は得られない

でも、はたして、それだけで十分に歩けるのでしょうか。

私たち愛媛《えひめ》大学医学部附属病院抗加齢・予防医療センターでは、2006年からアンチエイジング（抗加齢）研究を行っています。

具体的には、脳卒中や認知症など、老化にともなって増えるさまざまな疾患の発症を予防することを目的としています。

病気だけではなく、転倒、骨折などに直結する脚力の低下に関する研究も行っています。

さらに、脚力に関連する大切な要素として「血管力」があることを発信しています。

脚力を評価する指標としては、下肢のCT（コンピュータ断層撮影）画像を用いて足の付け根（鼠径部《そけいぶ》）と太もも（大腿部《だいたいぶ》）の筋肉の面積を測定します。

太ももの筋肉の面積が大きければ、筋力も高いと思われます。

一方、血管力は、血管年齢といいかえることができます。血管年齢は、おもに血管の柔軟性や弾力性を示す指標で、代表的な検査としては脈波伝播速度検査があります。私たちが運営する抗加齢ドックの検査項目としても導入しています。

そして、抗加齢ドックのデータを解析したところ、脈波伝播速度検査で「血管力が低い」（血管年齢が高い）場合には、「脚力が弱い」（太ももの筋面積が小さい）ことがわかり驚きました。

このことから、私たちの研究グループでは、現在も脚力と血管力についての研究を進めています。最近は私たちばかりでなく、世界中の研究者が脚力と血管力の相関関係を次々と証明しています。

とくに、脚力に関して、本書のテーマである「歩く力」を直接評価する指標として用いられる「歩行速度」の低下が、血管力の低下（動脈硬化の進展）と関連するかどうかを高齢者を対象にした研究結果が、最近、報告されました。

この研究では、65〜96歳までを対象とし、492人の地域住民における歩行速度と血管力の関係を調べています。血管力の指標としては、私たちの研究と同様の血管年齢検査が用いられました。

その結果として、「**歩行速度の低下が、とくに下肢の動脈硬化の増加と関連している**」ことがわかり、脚力と血管力の親密な関連が示されました（「フロンティヤーズ・イン・サイコロジー」2020年11月23日）。

このように、一生歩けるための脚力と血管力には密接な関係があり、どちらか一方だけを鍛えても望むような結果は得られません。どちらが先ではなく、「ともに」重要だと考えています。

ぜひ、読者のみなさんには、脚力と血管力を同時に鍛えて、いつまでも自分の力で歩けるようになっていただければ幸いです。

第1章

歩くのは なぜ、体にいいの？

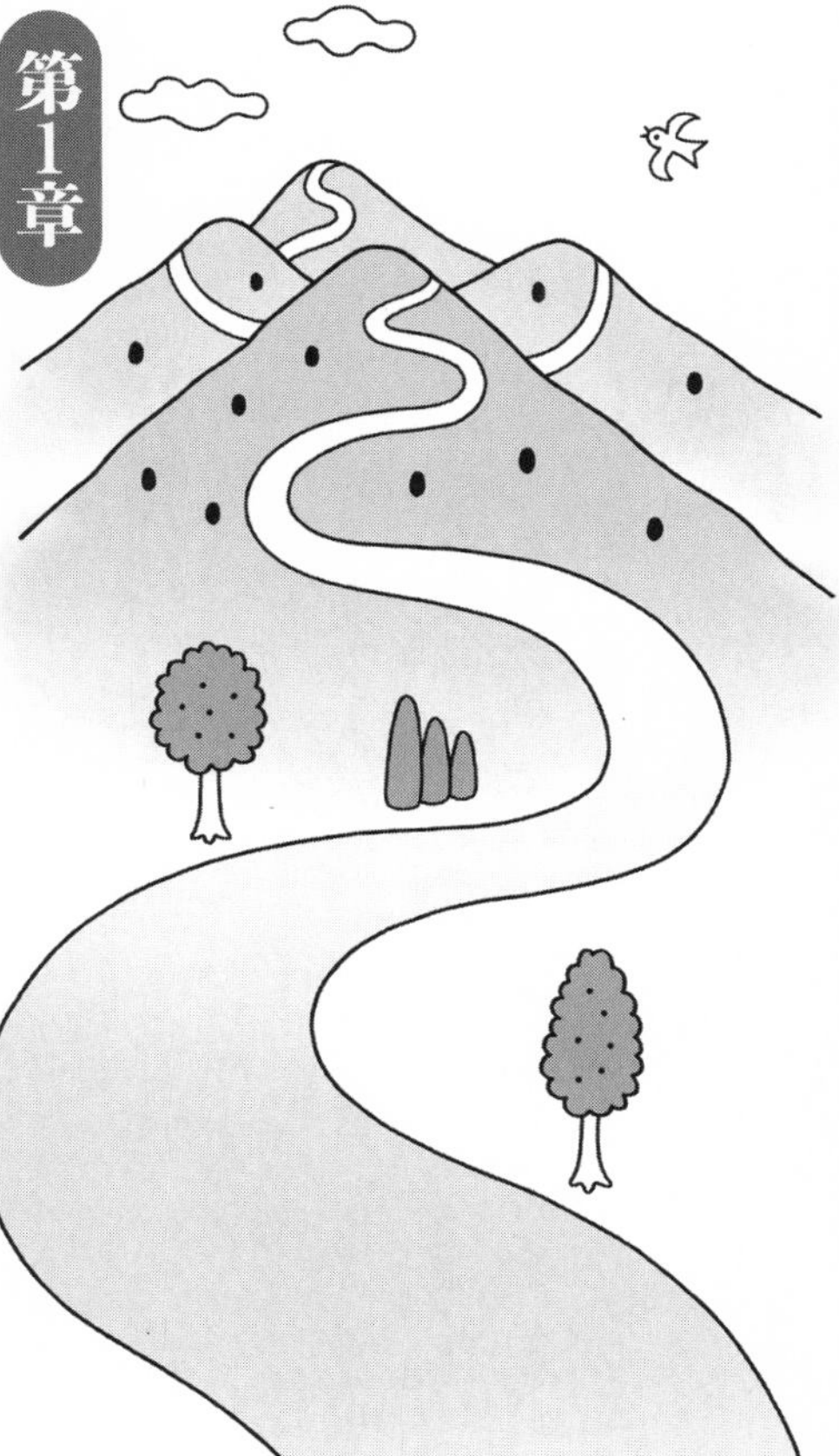

1 歩行できるための条件とは？

「開眼片足立ち検査」の指標に注目

「バランス機能」は加齢とともに低下する

健康な人であれば、「歩く」という行為は毎日、自然に行っていますが、じつはちゃんと歩くためには、大変多くの要素がクリアできなくてはなりません。

いわゆる正常な歩行をするためには、さまざまな器官が私たちの体を調節しています。その要素としては、次図にあるように、歩く際の「外界への適応機能」「運動機能」「バランス機能」が重要になります。

なかでも、私たちが重要視しているのは「バランス機能」です。これは、いわゆる平衡感覚のことです。

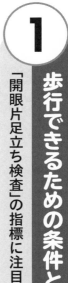

正常な歩行をするための３つの要素

立位動揺性

1 外界への適応機能

- 前庭機能（耳）
- 視覚機能（目）
- 感覚神経系（神経）

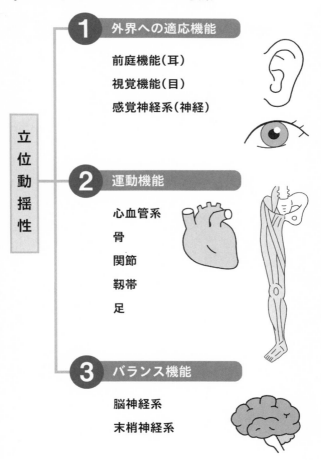

2 運動機能

- 心血管系
- 骨
- 関節
- 靭帯
- 足

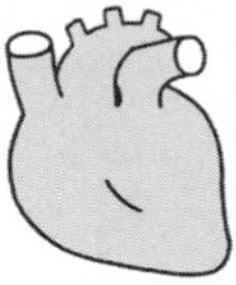

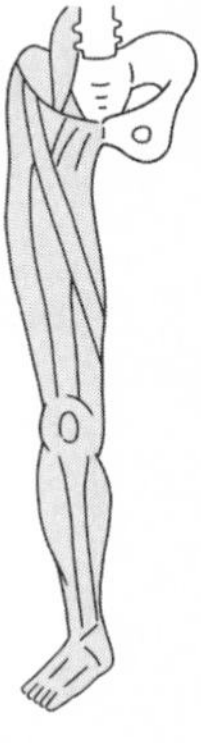

3 バランス機能

- 脳神経系
- 末梢神経系

出所）アンケ・H・スナイデルスほか「ランセットニューロール」（2007年１月）を参考に作成

人間は、地上で重力に逆らって歩いています。ですから、空間における自分の位置の変化を認識して、適切な状態を保つ必要があります。この機能は、生まれてから成長する段階で徐々に習得しますが、加齢とともに低下していきます。そのため、これを維持する努力が必要になります。

歩行を支える、目、耳、皮膚、筋肉、関節

正常な歩行に大きく関係する機関としては、目、耳、皮膚、筋肉、関節などがあげられます。

目は、自分の位置やバランスを視覚で感知します。耳は、前庭機能（平衡感覚の調節機能）が頭部の重力面に対する位置の変化を感知します。

そして、皮膚、筋肉、関節などは、位置覚（体の各部分の位置をつかむ）、運動覚（運動の状態を感じ取る）、抵抗覚（押したり引いたりするときの力を感じ取る）、重量覚（物の重さを感じ取る）など、固有感覚（体がどのように動いているかを知覚）の経路が正常

に機能する必要があります。

ただ、これらの機能を正確に評価するのはむずかしく、私たちはこのバランス機能をおおまかに評価できる指標として、「開眼《かいがん》片足立ち診断」に注目しています。目を開けたまま片足立ちがしっかりできれば、通常の歩行も支障なく行えると考えているのです。

厚生労働省の生活習慣病予防のための健康情報サイト「e－ヘルスネット」には、テストのやり方について次のように説明されています。

「開眼片足立ちの測定は、壁から50㎝程度離れた位置で壁に向かって素足で立ち、両目を開けたまま両手を楽に下げ、左右どちらかの足を前方に5㎝程度上げる方法で行います。床に着けている『支持足』がずれるか、支持足以外の体の一部が床や壁に触れるまでの時間を最大1分まで測り、記録します」

1分間しっかり立つことができれば、バランス機能は良好といえます。

2 何歩歩けば、何が予防できるか

ウォーキングのすごい効果をみてみよう

目標とする歩数は「1日6000歩」

私たち日本人が毎日歩く歩数は、どれくらいが理想でしょうか。

現在、厚生労働省は、**「65歳までは1日8000歩、65歳以上の高齢者は1日6000歩」を目標値**として掲げています。これは、「全ての国民が健やかで心豊かに生活できる持続可能な社会の実現」をめざす「健康日本21〈第三次〉」のなかで、厚生労働省が定めた数値です。

ちなみに、アメリカスポーツ医学協会は、身体活動として1日あたりのエネルギー消費量は300キロカロリーを目安とすることを推奨していました（「ニューイングランド・ジャーナル・オブ・メディシン」1986年3月6日)。

アメリカスポーツ医学協会が提示する式を用いて計算すると、体重60キログラムの人が、時速4キロメートル、歩幅70センチメートルで10分間歩いた場合、歩数は約1000歩、消費エネルギーは30キロカロリーとなります。そうすると、この人が300キロカロリーを消費するためには、1万歩が適正ということになります。こうしたことも、かつて日本で「1日1万歩」が推奨された根拠になったと思われます。

厚生労働省の「令和元年国民健康・栄養調査報告」によると、日本人の歩数は、65歳以上では1日平均で男性5396歩、女性4656歩です。目標とする6000歩までは、もう少し努力が必要ですね。

歩くことで生活習慣病の発症が数パーセント減少する

これからの10年で、65歳以上の男女が歩数を1000歩増やすとしたら、男性は1日平均の歩数が6396歩で目標をクリアできますが、女性は5656歩で目標を達成することはできません。

ですが、歩数を1000歩増やすことで、認知症や心疾患、脳卒中の予防が理論上は可能になります。

前述のように、1000歩というのは、約10分の歩行で得られる歩数です。ですから、目標達成のためには、いままでより10分ほど余分に歩きましょう。

本書のテーマでもある、「歩く」ことを中心とした身体活動を増加させると、生活習慣病の発症が数パーセント減少することが期待されています。

ちなみに、私がいる抗加齢・予防医療センターを訪れる人のデータをみると、男性の場合、6000歩は約60分のウォーキングで達成しています。女性の場合は約78分かかっています。

また、日本人を対象とした大きな研究としては、群馬県中之条町の65歳以上の住民5000人を対象に、東京都健康長寿医療センター研究所の青柳《あおやぎ》幸利先生ら

1日あたりの歩数と予防（改善）できる可能性のある病気・病態

1日あたりの歩数	予防（改善）できる可能性のある病気・病態
2000歩	寝たきり
4000歩	うつ
5000歩	認知症・心疾患・脳卒中
7000歩	動脈硬化・骨粗鬆症《こつそしょうしょう》・骨折
7500歩	サルコペニア（筋肉減少症）
8000歩	高血圧・糖尿病・脂質異常症
10000歩	メタボリックシンドローム（75歳未満の場合）

出所）青柳幸利「健康長寿を実現する至適身体活動パターンの解明」

が20年間行った縦断研究がよく知られています。

この研究をもとに、具体的ないくつかの疾患について、それぞれを予防するためにおすすめしたい歩数を、上の表にまとめておきます。

なお、歩数だけを達成すればよいのではなく、「中強度の活動時間（たとえば20分以上を目安にする）が重要」であること、また、「歩きすぎ（たとえば1万2000歩以上、中強度の活動40分以上）」は逆効果にもなりえることに注意してください。

3 歩くと脳が大きくなるってホント？

歩かないと認知症へまっしぐら

軽度認知障害を放置すると認知症になりやすい

「歩くことで認知症の予防効果がある」という研究は多く行われています。

たとえば、「ホノルル・アジア高齢化調査」では、高齢男性2257人（71～93歳）を対象に、1日あたりの歩行距離を評価したのち、最長で8年程度、認知症発症の追跡が行われました（「ジャーナル・オブ・アメリカン・メディカル・アソシエーション」アメリカ医師会、2004年9月22日）。

それによれば、追跡調査中に158件の認知症の症例が特定され、年齢で調整したあとでも、歩行量が最も少ない男性（1日あたり400メートル未満）では、1日

ウォーキング群は海馬が2％以上増加した

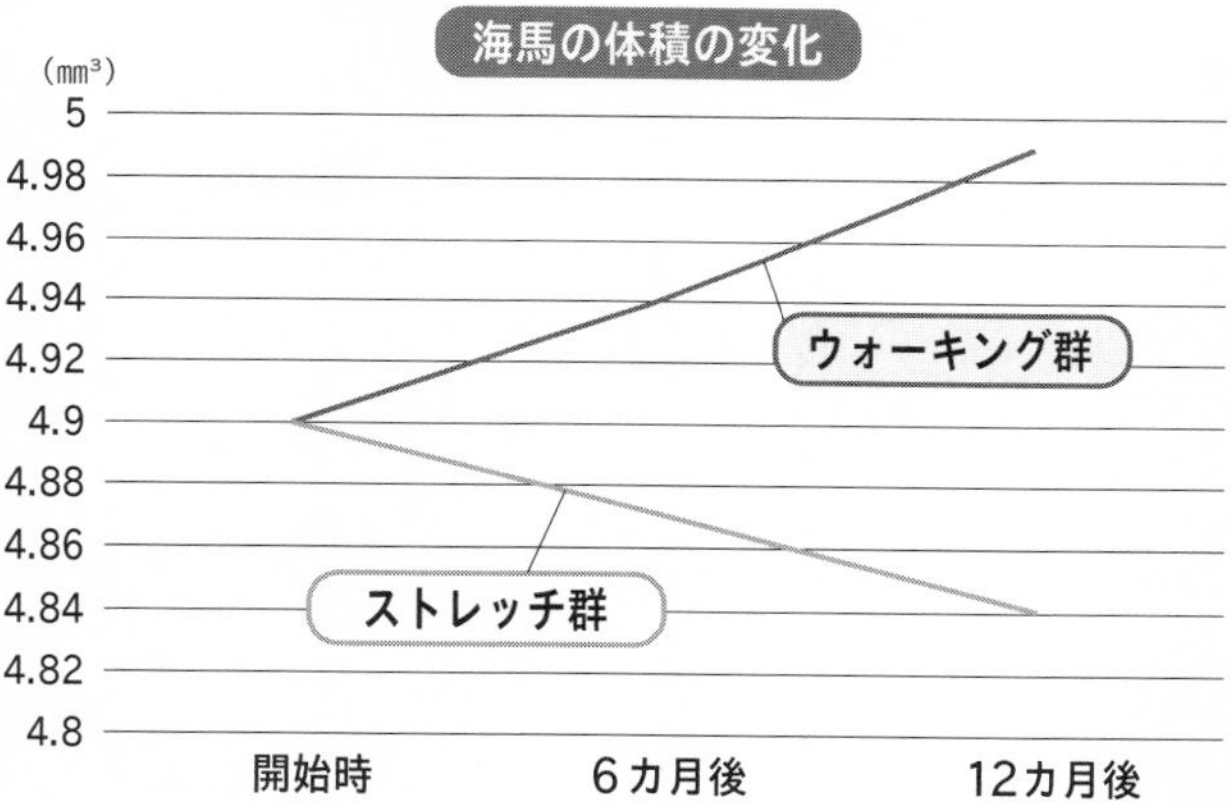

あたり3200メートル以上歩く男性と比較して、認知症のリスクが約2倍高かったという結果が明らかになっています。

また、歩くと脳が大きくなり、認知機能がよくなるというインパクトのあるデータも報告されています。

ピッツバーグ大学で行われた研究によると、55～80歳の男女120人をランダムに二つの群に分けて、一方の群では1週間に3回、各回に40分間ウォーキングを行いました。

もう一つの群では、同じ回数、時間でストレッチを行っています。その結果、ウォーキングをした群は、海馬《かいば》（大脳辺縁系にあり、新しい記憶を保持する部位）の体積が2パーセント以上増加したという結果が得られました（「ピー・エヌ・エイ・エス〈アメリカ科学アカデミー紀要〉」2011年）。

歩く能力の低下は、認知症の発症と密接な関係があるといわれています。正常と認知症の中間である「軽度認知障害（MCI）」の患者さんを放置していると、1年あたり10パーセントが認知症になるといわれています。

歩く速度が低下すると認知症のリスクが増加する

さらに、このような人が歩行速度の低下をともなう場合、将来的に認知症の発症リスクが増加するかについて、国立長寿医療センターが2016年から縦断研究を行っています（「エクスペリメンタル・ジェロントロジー〈実験的老年学〉」2018年9月）。

この研究では、治療開始前に明らかに認知症を患っていなかった65歳以上の高齢者3937人を対象とし、研究開始時に測定した歩行速度、認知機能を評価し、「歩行速度の低下の有無」および「軽度認知障害の有無」の2項目をチェックしています。「歩行速度の低下」は、1・0メートル／秒未満の場合として検討されました。また、医療診療情報から得られた追跡期間中の認知症の発症をアウトカム(結果)としています。

その結果、平均43カ月の追跡期間中、182人の被験者が認知症を発症したのです。認知症の発症リスクを検討した結果、歩行速度の低下も軽度認知障害も認められなかった正常群にくらべて、歩行速度の低下と軽度認知障害の両方を有する群では、認知症の発症リスクが3・33倍以上になっています。

軽度認知障害のみを有する群でも、認知症の発症リスクが1・87倍以上になるという結果でしたが、歩行速度の低下のみの群では、明らかな認知症の増加はありませんでした。つまり、**軽度認知障害と評価され、歩行能力が低下している場合には、認知症のリスクを増加させる**ことが明らかになったのです。

4 歩くと痛みや不安が解消される

運動できない人も、まずは体を動かそう

1日1回は外出して歩く

これまでの臨床研究から、慢性的な痛みや不安を抱える患者さんにとって、運動は実行可能で継続性が高く、効果的な治療法であることが報告されています（「インターナショナル・ジャーナル・オブ・エンバイロメンタル・リサーチ・アンド・パブリックヘルス」２０２０年、ＭＤＰＩ）。

また、画像を用いた臨床研究では、**運動することで「前帯状皮質《ぜんたいじょうひしつ》」といわれる認知機能に関与する神経細胞が集まる部位の体積が増加する**ことが報告されています（「フロンティアーズ・イン・エイジング・ニューロサイエンス」２０１８年５月４日）。運

動することが前帯状皮質の拡大に関連していることを示しています。

ところで、歩くと〝幸せホルモン〟と呼ばれるセロトニンが増えるといわれています。ただ、その多くは動物実験で明らかになったことであり、臨床試験のデータは多くありません。メカニズムとしては、定期的な有酸素運動が前帯状皮質でのセロトニンの放出を調節していると考えられます。セロトニン受容体に作用することにより、痛みとそれに付随する不安を軽減すると考えられています。

歩けない身体状況にある、あるいは認知症が進行しているなどの理由で、どうしても運動ができない人も一定数いると思います。**まずは体を動かすために、「かかと上げ下げ」**（85ページ）**や「開眼片足立ち」**（74〜75ページ）**などをできる範囲で行うようにしてください。**

将来的には、歩くのと同じように、脳神経への栄養効果をもたらす薬剤が特定されるだろうと思います。早くそうなってほしいですが、とにかく、**体を動かせる人は、ぜひ「1日1回は外出して歩く」ことを目標に生活してください**ね。

5 歩けばうつや認知症を予防できる

健康を全身に届けるマイオカイン

いま、マイオカインが注目を集めている

歩くと、脂肪を燃やして肥満が解消され、糖尿病などの生活習慣病の対策になることが知られています。そればかりか、うつや認知症といった脳神経に関連する疾患の発症も予防できます。

これらに関しては、近年、科学的なメカニズムが明らかになってきました。体を動かすと、筋肉のポンプ作用で血流がよくなり、心肺機能が高まります。そして、エネルギーを消費し、老廃物が排出されやすくなるのです。

運動するメリットはそれだけではありません。最近の研究から、**骨格筋は体を**

動かす筋肉であるだけではなく、「マイオカイン」と総称される生理活性物質（サイトカイン）の分泌器官でもあることがわかってきました。

代表的なマイオカインには何があるでしょうか。それをまとめたのが次ページ上の表です。ちなみに、「マイオ」はギリシャ語で「筋」、「カイン」は「作動物質」という意味です。

歩くことによって骨格筋が収縮・伸展をくりかえすと、マイオカインが骨格筋から分泌され、血液に乗って全身に運ばれます。そして、マイオカインは、脳などの中枢神経系にさまざまな代謝ストレスの状況を伝達するのです。

アルツハイマー病の改善に効果がある

このことから、**アルツハイマー病の患者さんが歩くことで認知機能に改善がみられるのは、マイオカインの分泌量の変化が根底にある**可能性が示唆されています。

歩くことは、アルツハイマー病を発症しにくくするだけでなく、すでにアルツハ

認知機能を維持するとされる代表的なマイオカイン

BDNF：脳由来神経栄養因子

運動時の筋収縮により脳の海馬周辺で増えて、神経細胞を元気にするとされる。

IGF-1：インスリン様成長因子

脳内で神経細胞を活性化したり、学習能力を強化したりするとされる。おもに肝臓でつくられる。

カテプシンB

運動強度が高いほど多く分泌され、図形記憶のテストの成績が上がったという報告が最近出ている。

運動の健康効果は全身におよんでいる

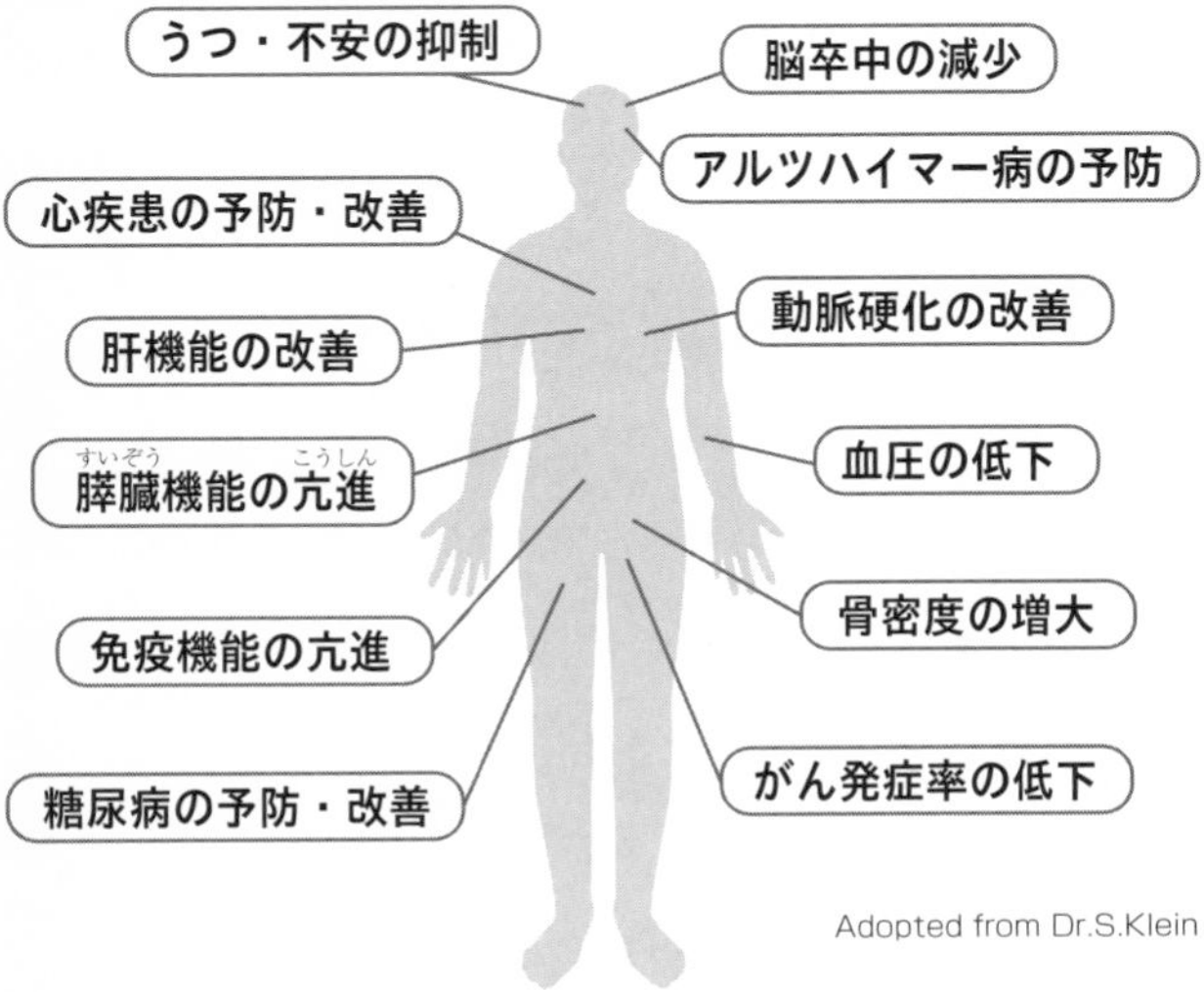

出所）東京都立大学運動分子生物学研究室

イマー病を発症した患者さんの認知機能にもプラスの影響を与える可能性があるのです。

マイオカインは脳ばかりではなく、肝臓、血管、脂肪細胞などの全身の臓器に影響を与えることがわかっています。女性ホルモンの「エストロゲン」や、男性ホルモンの「テストステロン」などの性ホルモンの一部も、マイオカインとして筋肉から分泌されます。

また、うつ症状を抑えたり、脂肪を燃えやすくしたり、がん細胞の増殖を抑制したりすることにも関連するものがあります（「アプライド・フィジオロジー・ニュートリション・アンド・メタボリズム」２０２０年）。

6 歩くと血圧が下がるメカニズム

脳や腎機能の働きを改善する

毛細血管に酸素や栄養を行き渡らせる

ウォーキングをすると、なぜ血圧が下がるのでしょうか。

第1に、現代では大きな問題になっている肥満の改善があります。じつは、**肥満は高血圧の大きな危険因子**です。

血圧は単純に説明すると、心臓から全身に送り出される血液の量（＝心拍出量）と、体のすみずみに行き渡る血液の流れにくさ（＝末梢血管抵抗）で決まります。肥満の人は、標準体重の人とくらべて、全身に栄養を運ぶ血液の量も増えます。そのため、血圧が上がるのです。

高血圧の領域で世界的に有名な医学雑誌「ハイパーテンション」（2003年11月）に発表された、メタアナリシス（複数の研究の結果を統合して分析する統計手法）を用いて研究が行われた報告があります。

それによると、体重がおおむね1キログラム減ると、収縮期血圧が1㎜Hg減る計算になります。ですから、ウォーキングをして体重が減れば、血圧は下がります。

第2に、ウォーキングなどの有酸素運動をすると、全身の血管が広がり、血圧が下がるのです。

筋肉の振動とともに血管に刺激が伝わり、血管の壁をつくる血管内皮細胞で、血管拡張物質である一酸化窒素（NO）がつくられます。とくに、有酸素運動をすると、〝第2の心臓〟といわれるふくらはぎのポンプ作用により、血流がアップします。

そのため、大血管だけでなく、全身の血管の99パーセントを占める毛細血管にも酸素や栄養が運ばれるのです。

歩数の多い人は腎機能が改善する

そのメカニズムですが、大血管の場合には、血流の増加によって血管のいちばん内側にある、血液と接する部分の内膜を構成する血管内皮細胞で一酸化窒素（NO）が多くつくられます。

それが、血管の2番目の層である中膜にある血管平滑筋《へいかつきん》の緊張をゆるめることで、血管全体を弾力があってなめらかな状態にすると考えられています。

全身の血管の緊張がとれると、血圧が低下しますから、動脈硬化も改善されます。なかでも、脳と腎臓という二つの重要な臓器には、全身の血液のそれぞれ20パーセントが流れていることから、脳と腎臓にもいい影響をもたらすと考えられます。

脳では、血流の改善によって、脳梗塞の予防になったり、アミロイドβ《ベータ》のような認知症の原因と考えられている老廃物の排泄《はいせつ》がうまくいったりすることが考えられます。

腎臓は、よく知られているように、体内の老廃物をこし取って尿として排泄する臓器です。その中心部にあって、老廃物をこし取る作用（濾過《ろか》）を行う糸球体《しきゅうたい》という毛細血管の塊《かたまり》に、無用な圧力をかけないようにすることで腎臓の負担を減らすと考えられます。

医学雑誌「ジャーナル・オブ・カーディオロジー（日本心臓病学会誌）」（２０２１年８月）に、急性心筋梗塞を発症した73人の男性（平均年齢65歳）について、身体活動レベルと腎機能低下の変化を２年間観察した臨床研究が発表されていました。

それによると、退院後６カ月間の歩数の中央値に基づき、歩数が４７１９歩未満の群と４７１９歩以上の群に分けた結果では、歩数の多い群のほうが腎機能が有意に改善していることが明らかになっています。

しっかり歩くと腎臓まで元気になるのです。

7 歩行速度とビタミンDの関係

ビタミンDは食事と紫外線で必要量を保つ

寝たきり1週間で骨量は1パーセント減少する

加齢とともに骨は弱くなっていきます。一般には、加齢による骨量減少は年間1パーセントといわれます。

とくに、**女性の場合、閉経後は年間2〜3パーセント減少しますので、あっという間に骨粗鬆症におちいる**人がいます。

実際、私どもの抗加齢ドックでも、「若いころには骨は大丈夫といわれたのですが……」という人が60歳を超えて検査すると、「骨粗鬆症の可能性が大」と判定されることが非常に多くあります。そのため、更年期以降の女性は要注意です。

さらに、男女を問わず、高齢者になってから、なんらかの疾患や事故などで寝たきりの状況におかれると、わずか1週間で骨量は1パーセント減少するといわれています。これをリカバリーするためには、1週間以上の通常生活が必要といわれます。

この点からも、**毎日適度に歩くことが必要**だと思われます。

ビタミンDの欠乏は本当に怖い

骨に関して、もう少し深掘りすると、ビタミンDの問題を無視することはできません。骨は、新陳代謝でつねに吸収と形成をくりかえすことで状態を維持していますが、ビタミンDは骨の代謝やカルシウム、リンなどの代謝にも重要な役割を担っています。

ビタミンDにはD_2からD_7まで6種類ありますが、人にとって重要なのはビタミンD_2とビタミンD_3です。この二つは、体内でほぼ同じような働きをするとみられており、ほぼ同等の生理的な効力があります。

ビタミンDの供給源には二つあります。**食べ物からとる方法と、紫外線に当たることによってビタミンDを生成する**方法です。

ビタミンD_2は、しいたけやキノコ類などの植物性食品にふくまれています。

ビタミンD_3は、魚肉、鶏卵などの動物性食品に多くふくまれています。また、人の皮膚にふくまれるプロビタミンD_3が紫外線に当たることでビタミンD_3が生成されます。

ビタミンDは、肝臓で25-ヒドロキシビタミンDになって蓄えられ、必要なときに腎臓の尿細管で活性型ビタミンDに変わります。腸からのカルシウム吸収を調整し、腎臓でのリンの排泄を行います。

体内のビタミンDの状態を最も正しく知るためには、血液中の25-ヒドロキシビタミンDの濃度を測定します。

高齢者の健康状態を示す歩行速度と、25-ヒドロキシビタミンDの関連の可能性については、まだ一致した見解はありません。ですが、最近、25－ヒドロキシビタミンDの濃度を次の四つの群に分けて、歩行速度を検討した研究が行われました（「マトゥリタス」２０１７年12月）。

①重度のビタミンD欠乏症
②中等度のビタミンD欠乏症
③軽度のビタミンD欠乏症
④正常なビタミンD

その結果、④の正常群と比較して、**ビタミンD欠乏症の参加者は、通常の歩行速度が明らかに遅い**という結果が出ています。25－ヒドロキシビタミンDの濃度が低いほど歩行速度も遅い、という正の相関がありました。ちなみに、正常なビタミンDの濃度は75nmol/L（ナノモル／リットル）以上です。

8 歩くとがんの予防になる

大腸がんの発症を減らす

「SPARC」はがん細胞をアポトーシスさせる

高齢者の増加や食生活の欧米化にともない、日本人にも大腸がんが増えているといわれています。2019年のデータでみると、大腸がんは日本人に最も多いがんで、男女ともに第2位となっています。

大腸がんを予防するには、食べ物に関しては、食物繊維を豊富にふくむ野菜類、イモ類、豆類、果物などを積極的にとることが推奨されています。

また、運動は、最も確実に大腸がんを減らすことがわかってきました。マウスを運動させると、大腸がんの発症が抑制されるのですが、その理由として、運動することで骨格筋から分泌されるマイオカインのうち、「ＳＰＡＲＣ《スパーク》」という物質が関与することが、イギリスの著名な医学雑誌「ガト」（２０１３年６月）に報告されました。

この、ＳＰＡＲＣをつくり出せないマウスの場合、運動しても大腸がんの発症を抑制できないことがわかっています。ＳＰＡＲＣがつくれないため、がん細胞の「アポトーシス（細胞の自殺）」という現象が起こらないからです。つまり、ＳＰＡＲＣは、大腸がんの発症を未然に防いでくれるのです。

ヒトの場合でも、運動することによって、骨格筋からのＳＰＡＲＣの分泌量が増えます。そのほかにも、運動することで腸内細菌もよい状態になることがわかっています。

65歳以上の高齢者はせっせと歩こう

世界で発表されているビッグデータでは、ウォーキングをはじめとする運動で

運動によるがんの発症リスク

食道腺がん	42%低下(信頼区間 0.37〜0.89)
肝臓がん	27%低下(信頼区間 0.55〜0.98)
肺がん	26%低下(信頼区間 0.71〜0.77)
腎臓がん	23%低下(信頼区間 0.70〜0.85)
胃噴門がん	22%低下(信頼区間 0.64〜0.95)
子宮内膜がん	21%低下(信頼区間 0.68〜0.92)
骨髄性白血病	20%低下(信頼区間 0.70〜0.92)
骨髄腫	17%低下(信頼区間 0.72〜0.95)
結腸がん	16%低下(信頼区間 0.77〜0.91)
頭頸部がん	15%低下(信頼区間 0.78〜0.93)
直腸がん	13%低下(信頼区間 0.80〜0.95)
膀胱がん	13%低下(信頼区間 0.82〜0.92)
乳がん	10%低下(信頼区間 0.87〜0.93)

注)信頼区間が「1」以下であれば、統計学的に有意と判定。

26種類のがんの発症リスクが低下するという報告があります(「ジャーナル・オブ・アメリカン・メディカル・アソシエーション」アメリカ医師会、2016年6月1日)。

この研究では、アメリカおよびヨーロッパの12個のコホート(集団)研究に参加した合計144万人(年齢中央値59歳、範囲19〜98歳)で、自己申告による余暇の身体活動(治療開始前、1987〜2004年)のデータをもとに、26種類のがんの発生率を調査しています。

その結果、余暇の身体活動レベルが高い場合には、上の表にあげたような13種類のがんをはじめ、多くのがんの発症リスクが低下していました。

一方、悪性黒色腫と前立腺がんなどの一部のがんでは、身体活動レベルが高いと発症リスクが上がると報告されています。

現在、厚生労働省からは、18〜64歳の人は、歩行などの軽い運動を1日60分行うことが推奨されています。ちなみに、65歳以上の高齢者に関しては、毎日40分行うことがすすめられています。

第2章

たったこれだけで脚力が強くなる

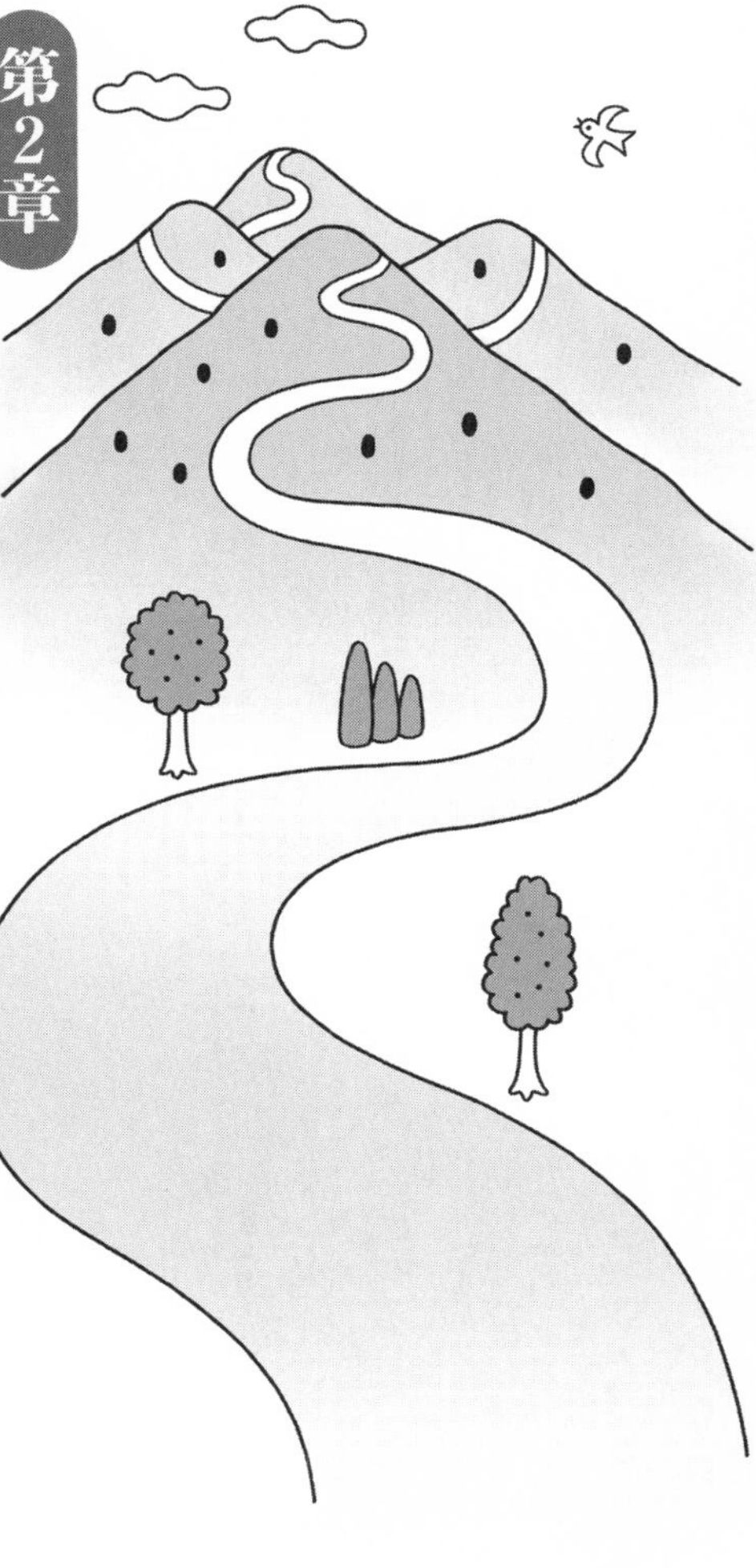

1

毎日歩くことが重要である理由

老化は脚からやってくる

「ベッドレスト試験」からわかったこと

骨格筋の萎縮は、ベッド上で安静にしたあとに臨床現場で頻繁に発生し、筋肉量の重大な損失をもたらします。たとえば、ベッドの上で寝たままにして、食事もトイレもベッド上で行い、体にどのような影響が出るかを調べる「ベッドレスト試験」と呼ばれる実験があります。

急性の病気で入院した際に、ベッドで安静を強《し》いられたために筋力が低下するのはよく経験する事象です。ヨーロッパで発表された代表的なシステマティックレビュー（「ジャーナル・オブ・アプライド・フィジオロジー」２０２１年7月）をみると、

「ベッドレスト試験」でも筋萎縮と筋力の低下がみられることがわかりました。

レビューに用いられた対象者は、平均年齢20～37歳の健康な成人318人です。

ベッド上で安静にさせるベッドレスト試験を行った結果、対象者は、最短約5日間で筋力低下がみられました。

筋力低下率は、超短期（1週間未満、平均5日）でマイナス3・6パーセント、短期（1～2週間、平均10日）でマイナス9・9パーセント、中期（3～5週間、平均35日）でマイナス21・2パーセント、長期（6週間以降、平均120日）ではマイナス32・4パーセントの低下を示しました。

さらに、超短期および短期のデータでは筋萎縮はあまりないにもかかわらず、筋力低下がみられるようです。とくに、超短期（平均5日間）のベッドレストでは、筋萎縮と比較して筋力低下が4倍大きいようです。

その後は筋萎縮もみられ、全体では筋力低下の79パーセントが筋萎縮によって説明できるとのことです。

なかでも、体重を支えるひざを伸ばす筋肉（ひざ伸筋）の萎縮が明らかで、残りの21パーセントには筋肉の繊維構造が変わるなど、筋萎縮以外の要素があると考えられています。

上半身より下半身の筋量のほうが減りやすい

ベラヴィらの研究（「ＢＭＪ　オープン・スポーツ＆エクササイズ・メディシン」２０１７年）によると、ベッドレストで最も大きな影響を受けるのが、体にかかる重力に対抗して直立姿勢を維持するのに重要な働きをする、「抗重力筋《こうじゅうりょくきん》」と呼ばれる筋肉群です。

なかでも、下腿三頭筋《かたいさんとうきん》が最も影響を受けるといわれています。

下腿三頭筋とは、つま先立ちをしたときやジャンプ動作のときにおもに働く腓《ひ》腹筋《ふくきん》と、つま先立ち、直立姿勢の維持、長時間起立するときにおもに働くヒラメ筋のことです。ちなみに、よく知られているアキレス腱《けん》とは、腓腹筋の先にある

〔下腿三頭筋〕

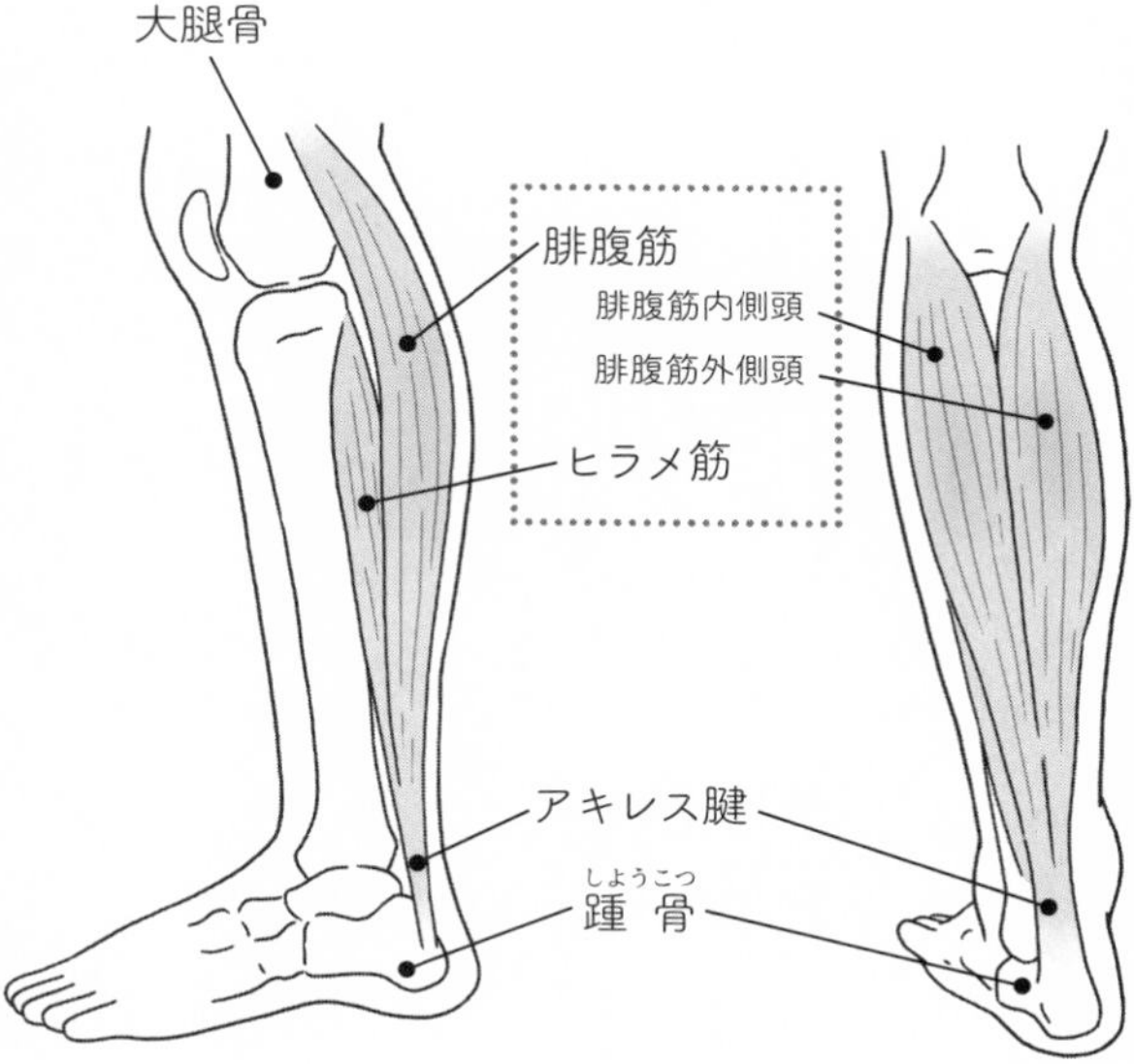

下腿三頭筋とは、腓腹筋とヒラメ筋のことを指す

［大腿四頭筋］

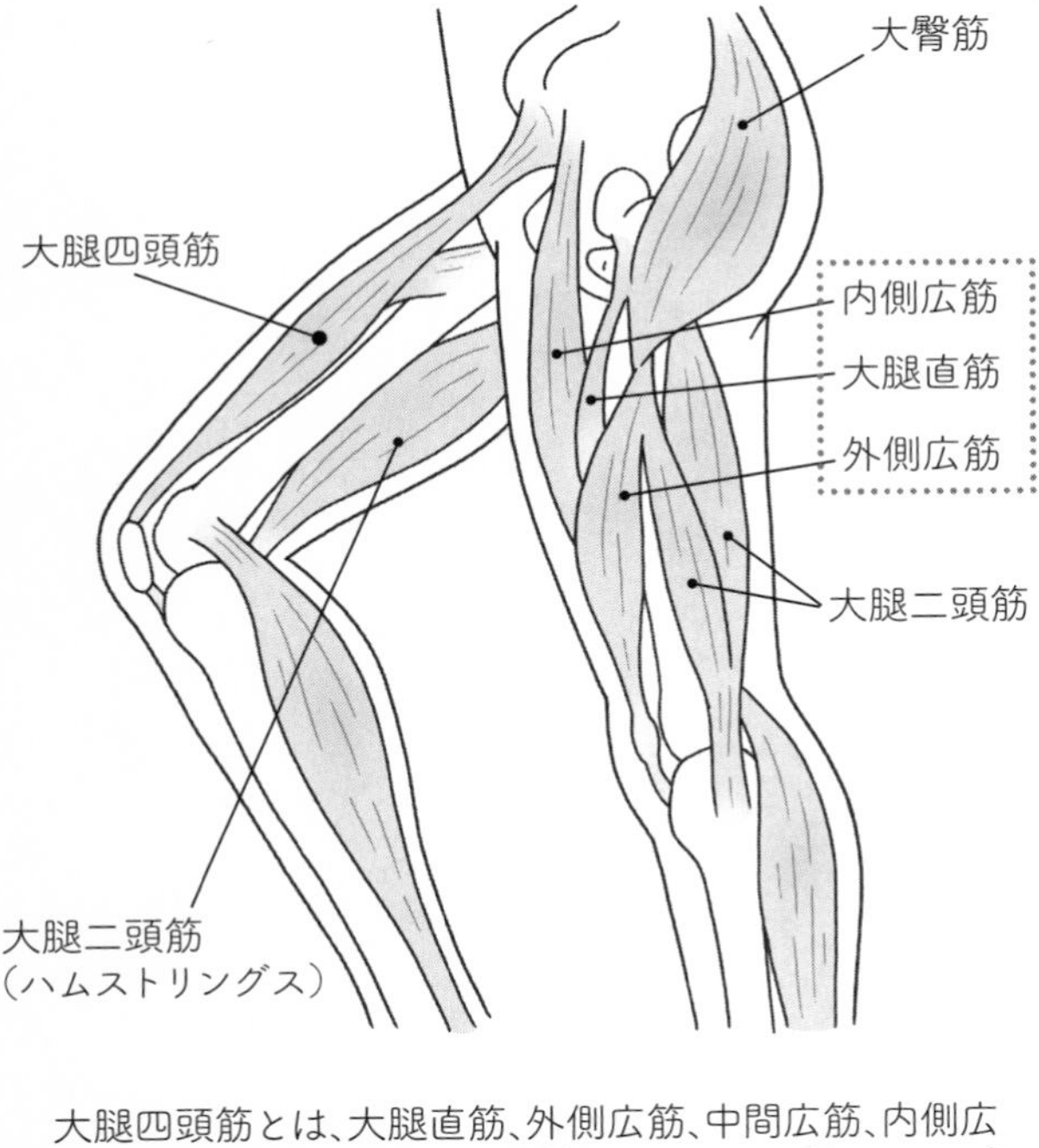

大腿四頭筋とは、大腿直筋、外側広筋、中間広筋、内側広筋の総称（中間広筋は大腿直筋の下にあって隠れている）

腱が合流したものです。

そのほかに、大腿四頭筋《しとうきん》なども重要と考えられます。大腿四頭筋とは、太ももの前側にある、大腿直筋《ちょっきん》、外側広筋《がいそくこうきん》、中間広筋、内側《ないそく》広筋の四つの筋肉の総称で、ひざ関節の屈伸に大きな働きをします。

そのほかにも、下半身には、大腿二頭筋（ハムストリングス）、大臀筋《だいでんきん》、腸腰筋《ちょうようきん》など大きな筋肉が多く、全身の7割の筋肉が集中しているといわれています。

「老化は脚から」といわれるように、健康な生活を送るためには足腰の筋肉を鍛えることが重要です。

骨折や転倒で介護が必要になる

直立姿勢を保ち、歩く動作にも重要な働きをする、おもに下半身に集中する筋肉が衰えると、徐々に転倒のリスクが高まっていきます。敷居やカーペットといったほんのわずかな段差にもつまずき、転倒して骨折などの大ケガをすれば寝たきりになりかねません。

これは、けっして大げさな話ではなく、介護が必要になる原因として上位にランクインするのは、意外なことに骨折や転倒なのです（内閣府『令和5年版高齢社会白書』）。

さらにくわしくみてみると、下半身の筋肉に加えて、体を支えるのに大きく関係しているのが、体幹《たいかん》の筋肉、体幹筋です。元サッカー日本代表の長友佑都《ゆうと》選手もその重要性を説いていましたが、体幹は文字どおり、「体の幹《みき》」で、頭頸《とうけい》部と上肢と下肢を除いた部分を指します。

体幹筋には、体のバランスを支える筋肉が入っています。お腹《なか》側にある腹筋群（腹直筋《ふくちよくきん》、腹横筋《ふくおうきん》、腹斜筋《ふくしやきん》）は内臓を守る役割をもっています。

とくに、深い部分にある腹横筋には腹圧を高める作用があり、腹横筋がしっかり働かない場合には体が安定せず、姿勢が崩れやすくなります。呼吸に重要な横《おう》隔膜《かくまく》は、腹筋群が働かないと効果的に働けません。

また、背中側にある背筋群（脊柱起立筋《せきちゅうきりつきん》、広背筋《こうはいきん》、僧帽筋《そうぼうきん》など）、腰まわりには腸腰筋（大腰筋《だいようきん》、腸骨筋《ちょうこつきん》、小腰筋《しょうようきん》）、おしりのまわりには大臀筋、骨盤底筋《ていきん》などがあります。

体の深くで、体を支えて安定させるのが、深層筋（インナーマッスル）です。一般的には、腹横筋、多裂筋《たれつきん》、横隔膜、骨盤底筋などを指す言葉になり、体幹を鍛えるといった場合にはこれら深層筋を指します。

大腰筋は背骨と大腿骨とをつないでいる筋肉で、歩行時に脚を引き上げて前へ押し出す働きがありますが、その筋量は、20代を100パーセントとすると、70代では約50パーセントにまで減ってしまいます。減りすぎると、歩くときにすり足になって転倒しやすくなります。

全身の筋肉の7割が集まる足腰の筋肉を鍛えることが、しっかり歩けるコツです。

2 年をとったら肉を食べよう

朝食にはしっかりタンパク質をとる

サルコペニアの予防には骨格筋の維持が大切

加齢とともに筋肉が減少する現象を「サルコペニア」といいます。ギリシャ語でサルコは「筋肉」、ペニアは「減少」のことですので、サルコペニアは加齢にともなう筋肉減少症と訳せます。

サルコペニアになると、転倒しやすくなったり、その際に骨折しやすくなったり、そのほかにも認知機能の低下が起こったりするなど、さまざまな不都合が生じます。**やがてフレイル（加齢により心身が老い衰えた状態）になり、最終的に寝たきりにつながる**ことで健康寿命を縮めてしまうこともあります。

最近の研究によって、一般的な生活における栄養や運動の面から、サルコペニアの予防法がわかってきました。**サルコペニアを予防するには、骨格筋の維持が必要**です。骨格筋の筋肉量、筋力などは、毎日の食事におけるタンパク質摂取量と強い関連があります。栄養に関する研究は多く、タンパク質摂取量が少ないと、「3年後の筋力が低下する（サルコペニアになる）」とか、「3年後にフレイルが出現しやすくなる」といった現象が確認されています。

また、高齢になると筋肉が減少しやすくなる原因として、「同化抵抗性」があると説明されています。これはいいかえると、タンパク質を構成するアミノ酸が筋肉組織に届いても筋肉タンパクがつくられにくいということです。ただし、適切なアミノ酸を多めに供給することによって、骨格筋でタンパク質の合成を誘導する可能性があります。

厚生労働省の「日本人の食事摂取基準（2020年度版）」によると、一般的なタンパク質摂取量の目安は、18〜65歳の男性で65グラム、65歳以上の男性で60グラム、成人女性で50グラムとされていますので、これを参考にしましょう。

ロイシンの含量を高めると筋力が増加する

厚生労働省「令和元年国民健康・栄養調査報告」によると、タンパク質摂取量の平均値は、男性で78・8グラム／日、女性では66・4グラム／日となっており、現代の日本人はとくにタンパク不足にはなっていないようです。

でも、標準偏差といわれるデータのばらつきが非常に大きいことから、しっかりとる人と、とらない人の差も大きいことがわかっています。「**年をとったらお肉を食べましょう**」というのは、このようなデータに基づいているものと思います。ただし、腎臓病の人は、主治医との相談が必要です。

タンパク質を構成するアミノ酸のなかでも、「ロイシン」といわれるアミノ酸は最も大切です。ややこしい名前ですが、β-ヒドロキシ-β-メチル酪酸（HMB）という物質は、ロイシンの約5パーセントが体内において変換される代謝産物であり、筋肉におけるタンパク質合成を誘導する重要な働きをすると想定されています。必須アミノ酸のうち、ロイシンの含量を40パーセントまで高めた介入試験の結果でも筋力の増加が認められており、ロイシンの補給の有用性が示されました。

前に述べたように、高齢者はアミノ酸が筋肉組織に届いても筋肉タンパクがつくられにくいのです。そこで、**ロイシンを多く含む食品（たとえば、乳製品、卵、魚、大豆など）をとって効率のよいかたちでアミノ酸を補充すると、より有効にサルコペニアを改善する可能性がある**ことが指摘されています。

朝食をとらない人は体重が増え、筋肉量が低下する

さらに大切なことが、最近の研究でわかってきました。それは1日のタンパク質摂取について、朝に重点をおくというものです。「朝食の習慣は健康によい」という報告が多くあります。このメカニズムが、「時間栄養学」という言葉とともに明らかになってきました。時間栄養学とは、「体内時計」を考慮に入れた栄養学の

ことです。

私たちの体を構成するすべての細胞には体内時計がありますが、じつは体内時計のリズムは24時間より10～30分程度長いのです。ですから、毎日、自分で24時間にあわせる必要があります。これを、「概日《がいじつ》リズム（サーカディアンリズム）」といいます。たとえば、朝食をとると、体内時計を24時間にリセットできます。そのほかに、脳（中枢）にある体内時計は、朝の光であわせるといわれているので、朝、起きたら日光を浴びるべきです。

逆に、体内時計を無視した生活を行うと、体は不調になります。たとえば、朝食を食べない習慣を続けていると、体内時計の異常が起こって、「体重が増え、筋肉量は低下する」という動物を使った研究があります。

つまり、朝食の習慣をつけておくと、体内時計が正常化するため、太りにくい体質をつくる可能性があるわけです。

人を対象とした研究も行われています。たとえば、２０２１年に日本で行われ

朝食のタンパク質摂取量の割合と筋肉量の相関

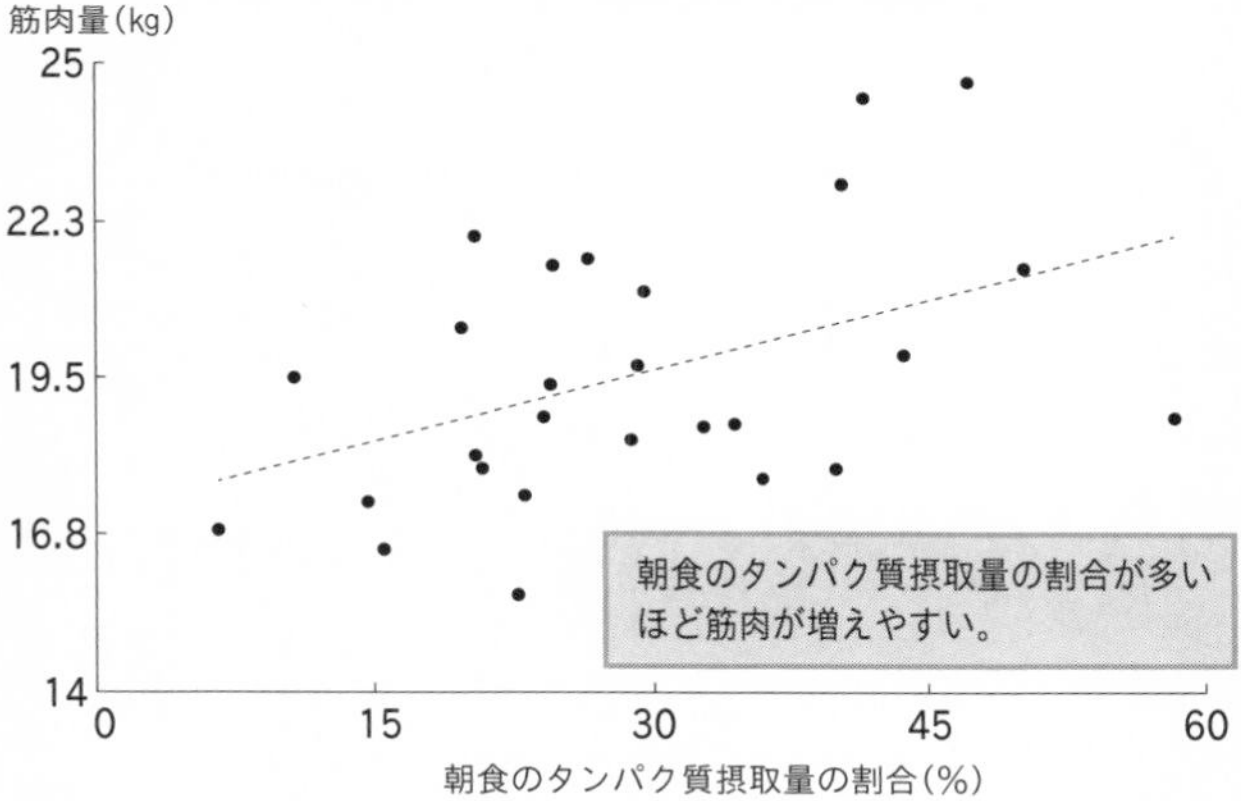

出所）キム・ヒョンギ、深沢麻由子ほか「フロンティアーズ・イン・ニュートリション」（2021年）

た研究では、上図のように、全体の食事に占める朝食のタンパク質の割合が多いほど、筋肉量や筋力が高いことが知られています。つまり、朝食をしっかりとることに加えて、可能であれば、朝食で多めにタンパク質をとることが大切です。

　ぜひ**毎朝、規則正しく起床して、日光を浴び、卵や豆腐（可能なら肉、魚）などの良質のタンパク質をふくんだ朝食をとる**ようにしましょう。こうした生活習慣が、しっかりとした筋肉をつくるのです。

3 体の老化状況を把握する

片足立ちが何秒できるか

65歳の集団では片足立ちの平均は約50秒

私は、一生歩けるためには、体のバランスをとることが重要であると考えています。体のバランスである平衡機能を医療機関で評価する場合には、多くは重心動揺計を用いた重心動揺測定を行います。

ですが、この検査は、重心動揺計を常備している施設でしか行えないという難点があります。そこで、検査の場所を選ばず、短時間で測定できる検査として「開眼片足立ち診断」があります。

加齢にともない、バランスをとるための「体性感覚」(自分の体がいまどのような状態にあるのかを認識する力）に関与する受容体（レセプター）の数が減少するという報告があります（「エクスペリメンタル・ブレイン・リサーチ」２００１年）。

開眼片足立ち診断は、体性感覚の一部をあえて失わせた状態にするテストで、体性感覚に加えて、筋・骨格系、神経系などの低下を評価するための総合的な指標と考えられています。

《開眼片足立ち診断をやってみよう》

①転倒リスクを避けるために、壁から50センチメートル程度離れて立ちます。
②両目を開けて、両手を楽にして、左右どちらかの足を上げます。
③床に着いている足がずれるか、体の一部が床や壁にふれたら終了です。

こうして、２回測定し、時間が長かったほうを記録します。私たちのデータでは、平均年齢65歳の集団では、片足立ち時間の平均は約50秒でした。

[開眼片足立ち診断の基本姿勢]

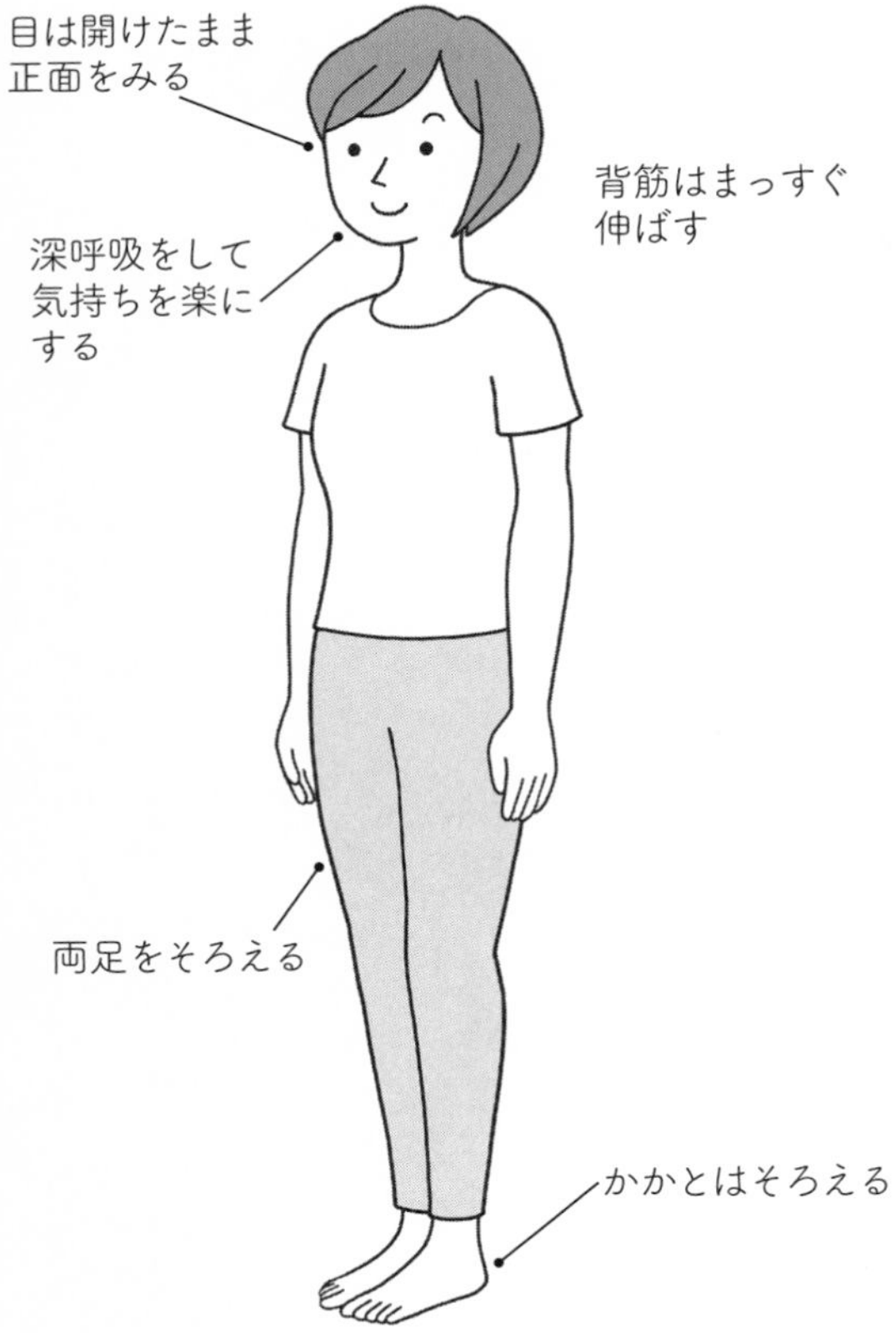
目は開けたまま
正面をみる
背筋はまっすぐ
伸ばす
深呼吸をして
気持ちを楽に
する
両足をそろえる
かかとはそろえる

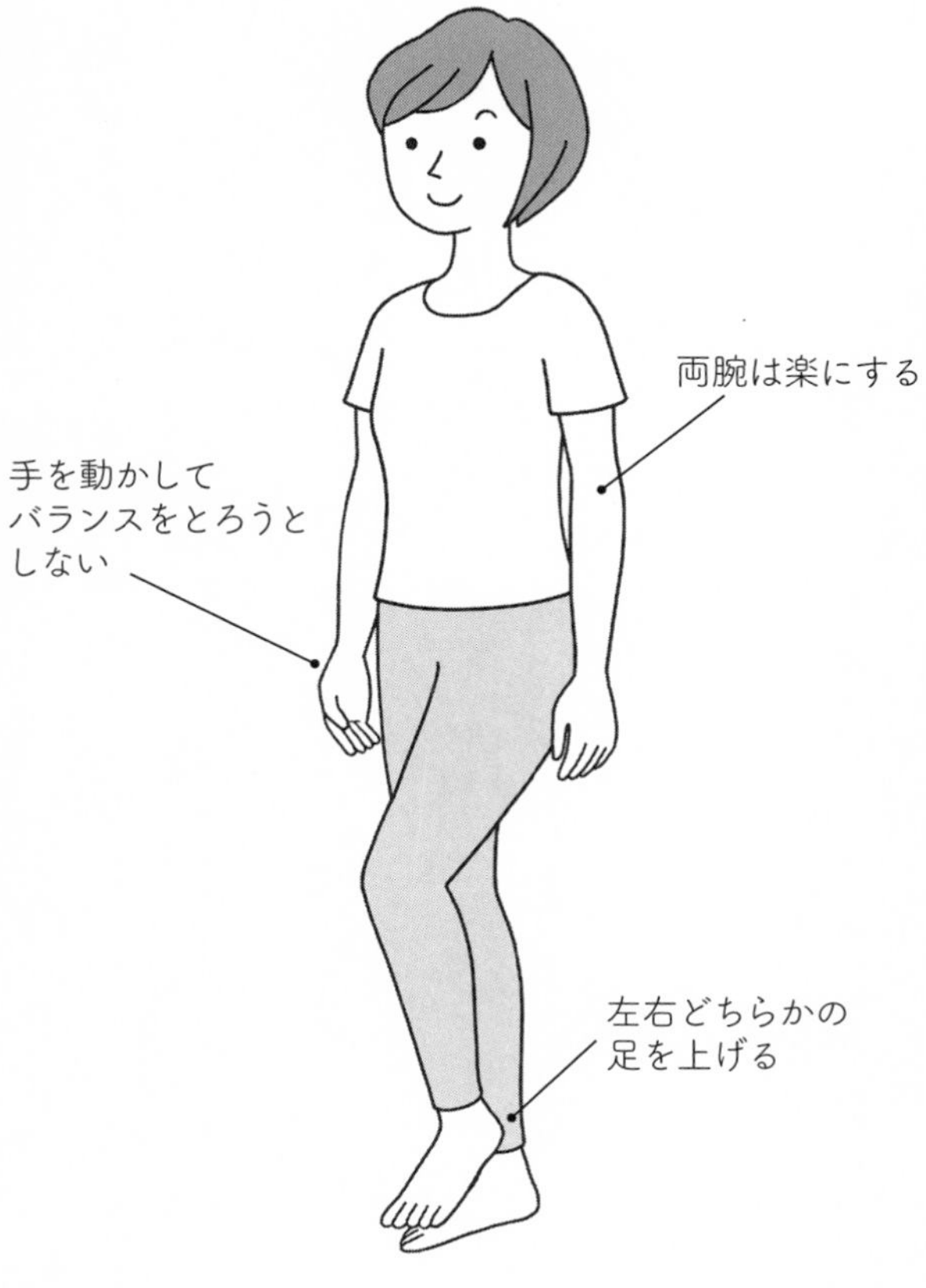
両腕は楽にする
手を動かして
バランスをとろうと
しない
左右どちらかの
足を上げる

4 片足立ちの時間が短い場合(1)

サルコペニア肥満を疑ってみよう

大腿筋の断面積がサルコペニアの指標

歩くために重要な筋肉ですが、加齢とともに体の筋肉量は減っていくことが知られています。この現象を「サルコペニア」と呼ぶことについては前にも書きました。

私たちは、サルコペニアを評価する筋肉量の指標として、大腿筋の断面積を使っています。

大腿筋の断面積は、鼠径部から膝蓋骨上縁《しつがいこつじょうえん》の中点を大腿中部とし、この部位のCT画像をもとに、医用画像ビューアシステム「OsiriX《オザイリクス》」を用いて、CT値0〜

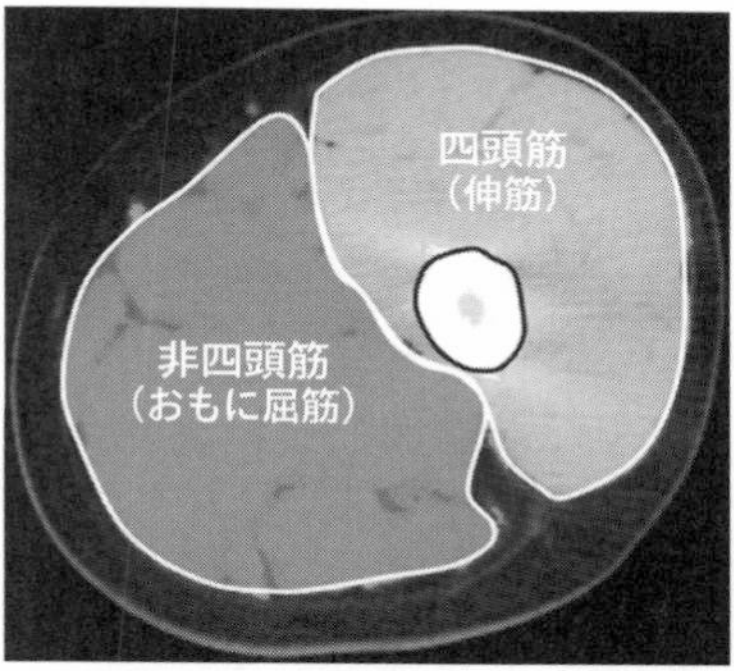

大腿四頭筋とハムストリングス（非四頭筋）

１００ＨＵ（ＣＴ値の単位はハンスフィールドユニット）を示す領域を筋肉として計測します。

大腿筋の断面積は、総面積とともに、膝を伸ばすときに働く筋（伸筋）である大腿四頭筋のみの断面積（四頭筋断面積）と、ハムストリングスを代表とする大腿を曲げるときに働く筋（屈筋）群の面積（非四頭筋断面積）を区分した、左右の平均値を測定したものも用いています。

体のバランスがとりづらくなる

サルコペニアに加えて、歩くための体のバランスをとれるかどうかには、内臓肥満も大きく関係しています。

内臓肥満の評価のために現在よく使われるのが、へその高さのレベルでのＣＴ

画像をもとに算出される内臓脂肪の面積です。

内臓肥満については、メタボリック症候群の診断基準でも用いられる「内臓脂肪の面積が100平方センチメートル以上」としています。

そこで、大腿筋の断面積と内臓脂肪の面積が、姿勢の不安定性の指標である「重心動揺総軌跡長」（重心点の総移動の距離）と関連するかどうかを多変量解析を用いて解析しました。その結果、大腿筋の断面積と内臓脂肪の面積は、独立して重心動揺総軌跡長との関連がみられました。

このことから、大腿筋の断面積の低下と内臓脂肪の面積の増加は、ともに重心動揺総軌跡長を延長することが示唆されています。

正常群、サルコペニア群、内臓肥満群、サルコペニア肥満（サルコペニアに加えて内臓脂肪の面積が100平方センチメートル以上ある場合）群の四つの群において、それぞれの重心動揺総軌跡長の比較を行った結果、四つの群のあいだに明らかな差が認められました。

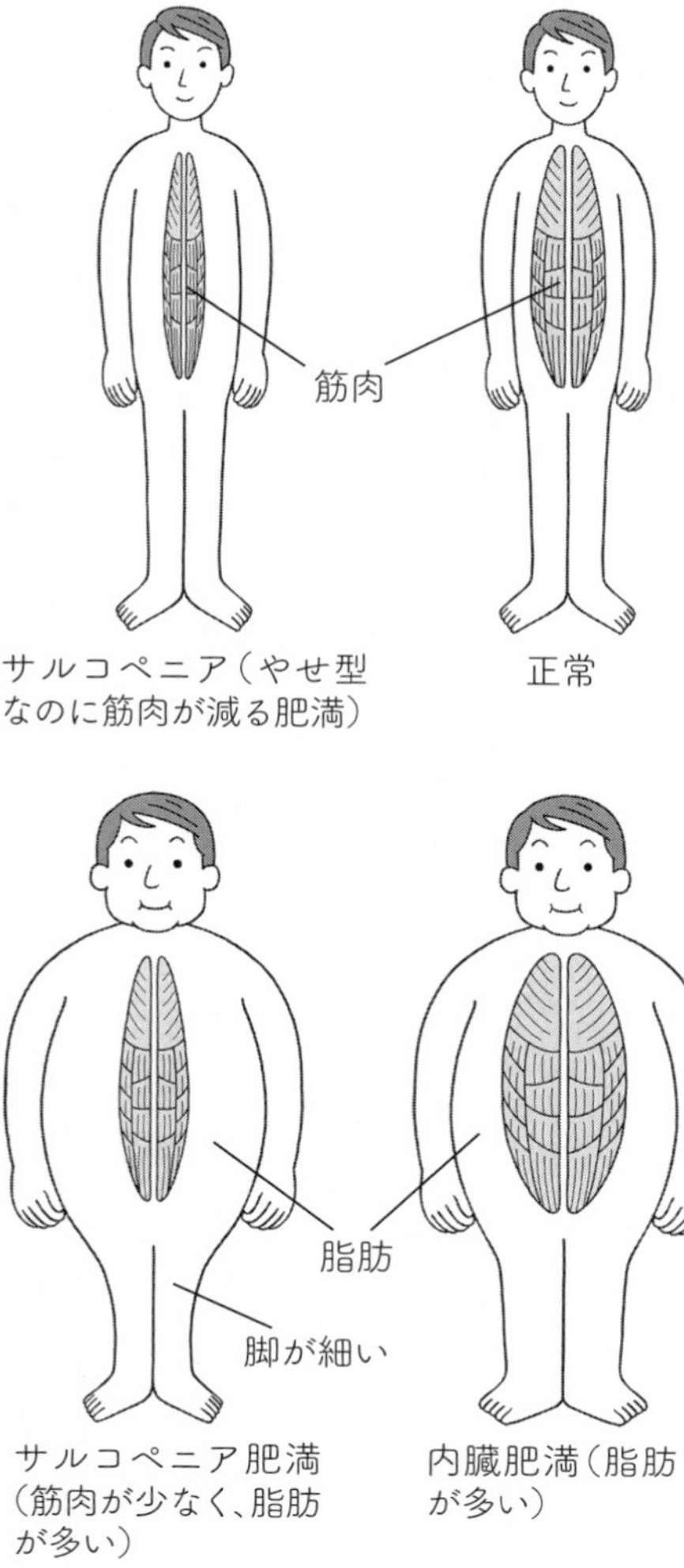

さらに、サルコペニア肥満群は、正常群と比較して、明らかな総軌跡長の延長を示したことから、サルコペニア肥満では体のバランスを保つことがむずかしくなり、片足立ちの時間が短くなるものと考えています。

5 片足立ちの時間が短い場合(2)

骨密度が少なくなっていないか疑ってみよう

レントゲンを使わないで測定する

健康診断では、骨密度が骨粗鬆症の診断のために使われるようになりました。厳密には、DXA法という放射線を使った方法で骨密度を測定します。

若年成人(20〜44歳の健康な人)の骨密度の平均値を100パーセントとした場合に、あなたの骨密度が何パーセントにあたるかの指標を、YAM値(若年成人平均値)といいます。**YAM値が70パーセント未満の場合は、骨粗鬆症と診断**されます。

私たちの健診では、レントゲンは使用せず、定量的超音波測定法(QUS法)という方法で踵部の超音波伝搬速度を測定します。QUS法の利点は、短時間で行

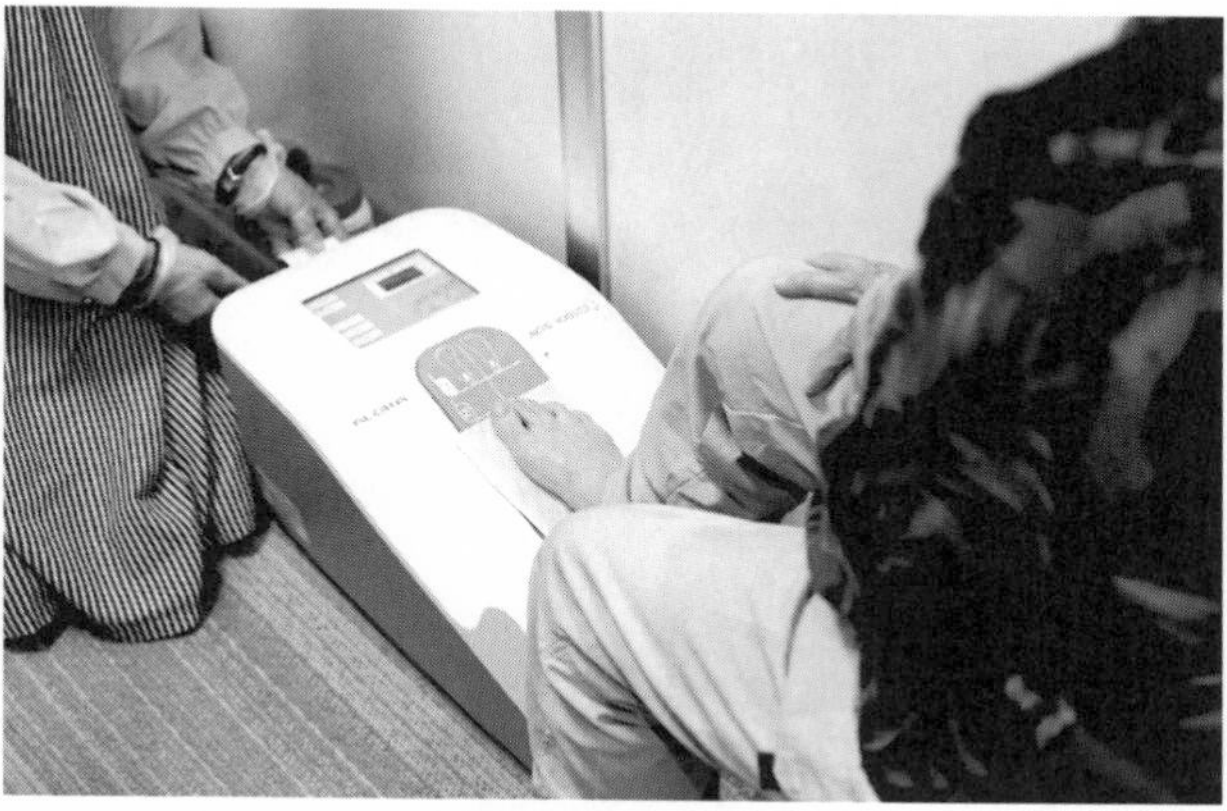

定量的超音波測定法

えて、被曝《ひばく》の影響がないことです。データでみると、QUS法と年齢とのあいだには、男女ともに負の相関が認められました。

片足立ち時間が短いと骨が衰えている

さらに、片足立ちの時間を20秒ごとに四つの群に分けて、踵骨超音波伝搬速度（SOS）との関係を検討しました。

それによると、片足立ちの時間が60秒未満の三つの群では、60秒間立てる群にくらべて、男女ともSOSが低値で、片足立ちの時間が短いと骨が衰えていると考えられます。

6 片足立ちの時間が短い場合(3)

脳の萎縮が進み、衰えている

軽度認知症の10パーセントが認知症になる

私たちは、認知機能と片足立ちの時間との関連も検討しています。具体的には、抗加齢ドックを受診した人のなかで、明らかに脳血管疾患の既往がない390人を対象としました。

私たちのドックは健康な人が受診しており、認知症の人はいませんが、正常と認知症の中間と考えられる軽度認知障害と評価される人はいます。軽度認知障害と判定され、何もせずに経過をみると、10パーセントが認知症になるといわれます。

軽度認知障害の人は片足立ちの時間が短い

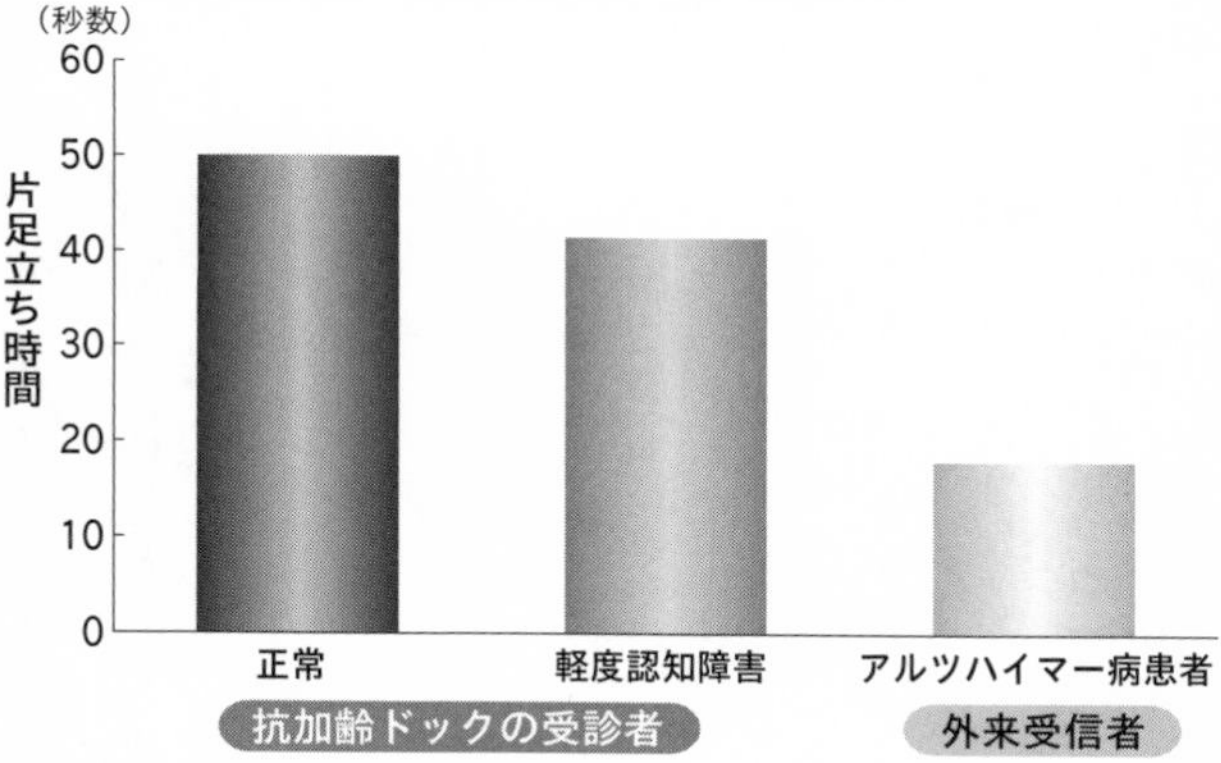

出所）城戸知子ほか「ディメンティア・アンド・ジェリアートリック・コグニティブ・ディスオーダーズ」（2010年6月）

私たちは、正常と判定された人と、軽度認知障害と判定された人とで、片足立ちができる時間を比較しました。その結果、正常なグループでは平均50秒間できていましたが、軽度認知障害のグループでは40秒程度になっていました。

ＭＲＩ（磁気共鳴画像）で脳の縮み具合（萎縮度）をみると、萎縮度が強い人は片足立ちの時間が短くなっています。そこで、外来を受診中のアルツハイマー病の患者さんに片足立ちの時間を測定してもらうと、平均して20秒未満という結果が出ました。

7 脚力を強くするトレーニング・初級編

「かかと上げ下げ」なら、いつでもどこでもできる

頭が天井に引っ張られるようなイメージをもつ

読者のなかには、歩くのはなかなかむずかしいという人がいるかもしれません。そんな人におすすめしたいのが、「かかと上げ下げ」です。

ゴルフ好きの人が、駅で電車を待っているあいだにシャドースイングをしている光景を目にすることがあります。これは非常に目立ちますね。

「かかと上げ下げ」は、あまり大きな動きはしなくてもよいので、人目につくこともなくトレーニングが可能です。

かかと上げ下げ

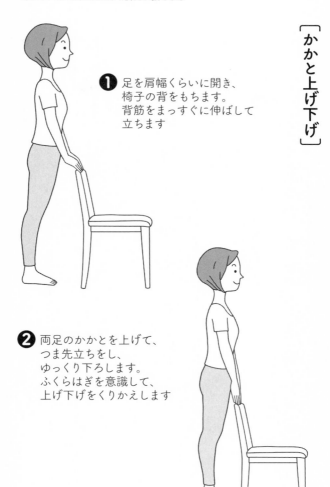

❶ 足を肩幅くらいに開き、
椅子の背をもちます。
背筋をまっすぐに伸ばして
立ちます

❷ 両足のかかとを上げて、
つま先立ちをし、
ゆっくり下ろします。
ふくらはぎを意識して、
上げ下げをくりかえします

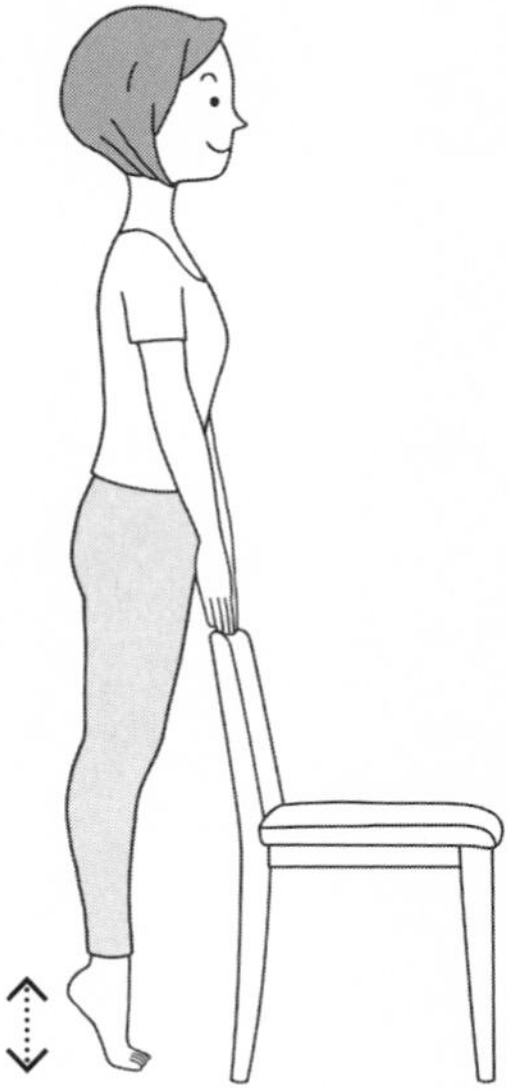

《かかと上げ下げのやり方》

①両足のかかとをゆっくり上げて、頭が天井から引っ張られるようなイメージでつまさき立ちになります。

②その後、かかとに体重をかけて、ゆっくり下ろします。

③この上げ下げを、自分で痛みなどをともなわない範囲でくりかえします。

おおむね1分間を目安に行います。**少しバランスが怪しい人は、イラストのように、椅子の背を片手または両手でもって行うようにします。**慣れてきたら、椅子から手をはなして行いましょう。

ふくらはぎの伸び縮みが血液の流れをよくする

このトレーニングのメカニズムとしては、〝第2の心臓〟と呼ばれるふくらはぎの筋肉を適度に動かすことで、血流をよくすると考えられています。

ふくらはぎの正式名称は、下腿三頭筋です。文字どおり、三つの筋肉の塊から構成されています。具体的には、腓腹筋外側頭、腓腹筋内側頭、それにヒラメ筋の三つです（61ページ参照）。

腓腹筋は、ふくらはぎの最も盛り上がった部分で、走ったりジャンプしたりするなど瞬発的な動きの際に活躍します。

ヒラメ筋は、その下層にある筋肉で、名前のとおり、ヒラメのような形をしていることから、こう呼ばれています。**ヒラメ筋は体のバランスをとったり、持久力を発揮したりする際に活躍する筋肉**です。

〝第1の心臓〟は、いうまでもなく体の中心で全身に血液を送る臓器ですが、ふくらはぎは〝第2の心臓〟と呼ばれます。歩いてふくらはぎを伸び縮みさせると、筋肉が内部の血管を圧迫して血液を流れやすくするのです。

とくに、**脚の場合には、重力に逆らって心臓に血液をもどす必要がある**ので、とても大事です。

8 脚力を強くするトレーニング・中級編

歯磨きのあいだでもできる「1分間片足立ちエクササイズ」

1日3回、1分間の片足立ちで骨が硬くなる

私が推奨する「1分間片足立ちエクササイズ」のやり方は、次のとおりです。

《やり方》

①まず、両足をそろえて立ちます。
②その状態から、片足を5センチメートルほど浮かせて、1分間キープします。
③次に、逆の足でも行います。

【1分間片足立ちエクササイズ】

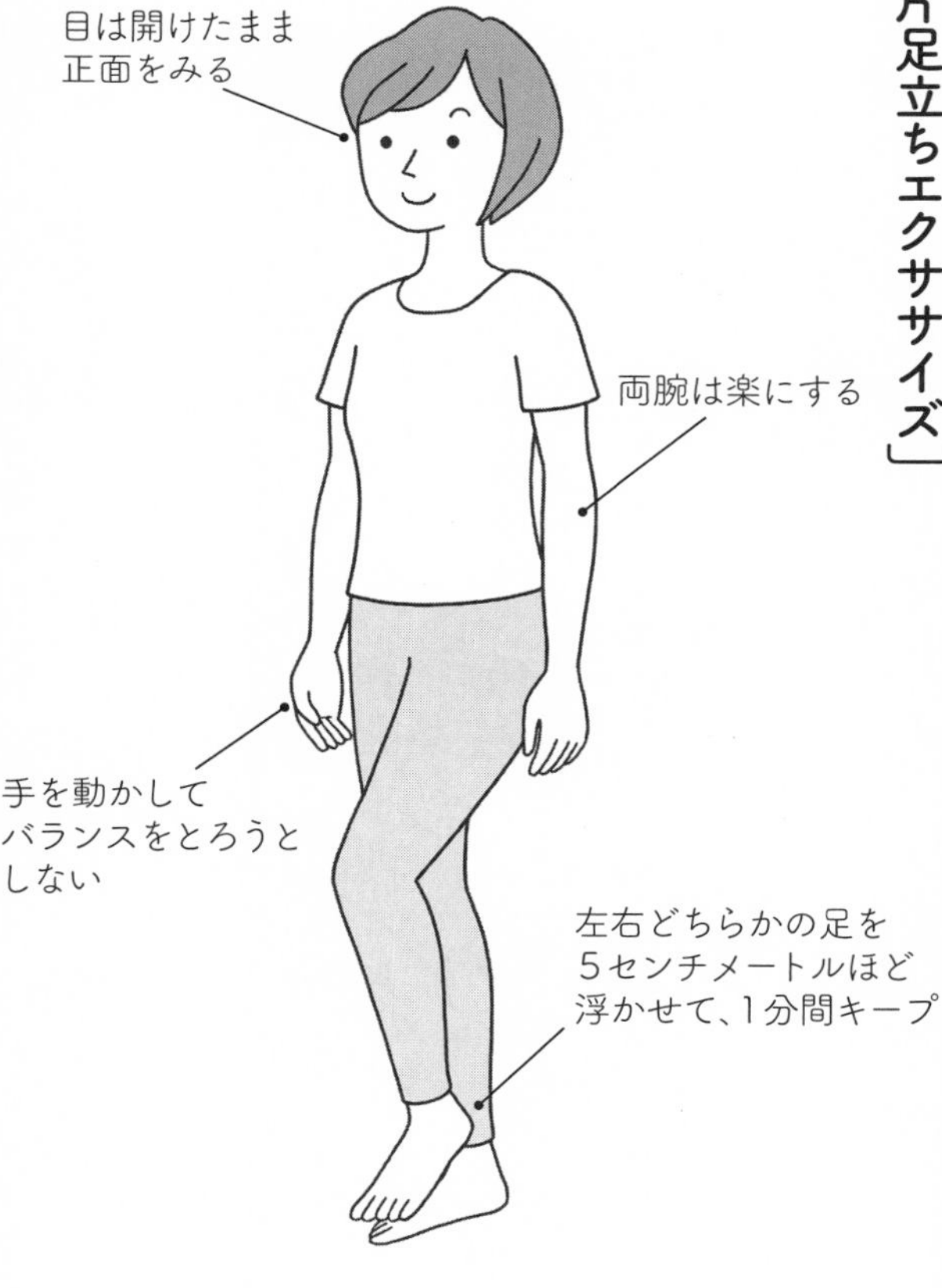
目は開けたまま
正面をみる
両腕は楽にする
手を動かして
バランスをとろうと
しない
左右どちらかの足を
5センチメートルほど
浮かせて、1分間キープ

簡単そうにみえますが、これは想像以上にかなりきついトレーニングです。昭和大学整形外科の阪本桂造《けいぞう》先生は、これを「ダイナミックフラミンゴ療法」と名づけ、長年、患者さんに指導されたそうです。

阪本先生らの指導では、1分間の開眼片足立ちを、1日3回（左右で計6回）行います。1分間の片足立ちで太ももの付け根に加わる運動負荷量（骨量を増加させる刺激や圧力）は、理論上、53・3分間歩いたのと同じだというデータがあります。

骨粗鬆症の高齢者が3～6カ月間、この訓練をしたところ、太ももの付け根の骨密度の増加が約60パーセントの人にみられました。70歳以上の人、運動器不安定症（高齢化によりバランス能力および移動歩行能力の低下が生じ、閉じこもりや転倒リスクが高まった状態。片足立ち15秒以下）の人にも有効です。

トレーニングを続ければ効果は上がる

6カ月間の転倒防止に関する研究によると、「トレーニングなし」（377人、平

1分間の片足立ちを1日3回すると転びにくくなる

トレーニングなし（377人　平均年齢81歳）

	前		6カ月後
◉開眼片足立ち時間	5.6秒	→	6.4秒
◉転倒あり	30%	→	21%

トレーニングあり（324人　平均年齢80歳）

	前		6カ月後
◉開眼片足立ち時間	5.8秒	→	17.7秒
◉転倒あり	37%	→	14%

出所）阪本桂造ほか「ジャーナル・オブ・オーソピーディック・サイエンス」（2013年1月）を参考に作成

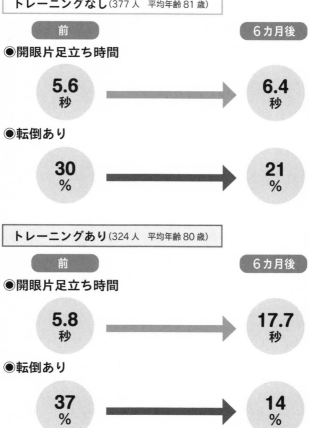

均年齢81歳）で、片足立ち時間が5・6秒から6・4秒に伸びています。転倒ありの割合は30パーセントから21パーセントに減りました。ただし、この「トレーニングなし」のケースは、統計学的には前後で差（有意差）がありませんでした。

一方、「トレーニングあり」（324人、平均年齢80歳）では、片足立ち時間は5・8秒から17・7秒へ3倍に伸びています。転倒ありの割合は37パーセントから14パーセントで大幅に減りました（「ジャーナル・オブ・オーソピーディック・サイエンス」日本整形外科学会、2013年1月）。

さあ、1分間をめざして始めてみませんか。転倒が心配な人はどこかにつかまりましょう。ひざの関節などが痛い人は、かかりつけの医師に相談してください。

9 脚力を強くするトレーニング・上級編

足腰が丈夫な人には「ゆるジャンプ」がおすすめ

下半身の筋肉を中心に鍛える

「ゆるジャンプ」は、私が考えて提唱しているトレーニングです。下半身を中心に筋肉が強くなり、しっかり歩けるようになります。

《ゆるジャンプのやり方》

①まず、両手足の力を抜いて、背筋をまっすぐに伸ばして立ちます。
②目線はまっすぐ前を向きます。
③かかとが床から少し離れる程度に跳びます。このとき、呼吸は自然に行い、

とめないようにします。ジャンプして着地するときは、ひざを軽く曲げましょう。

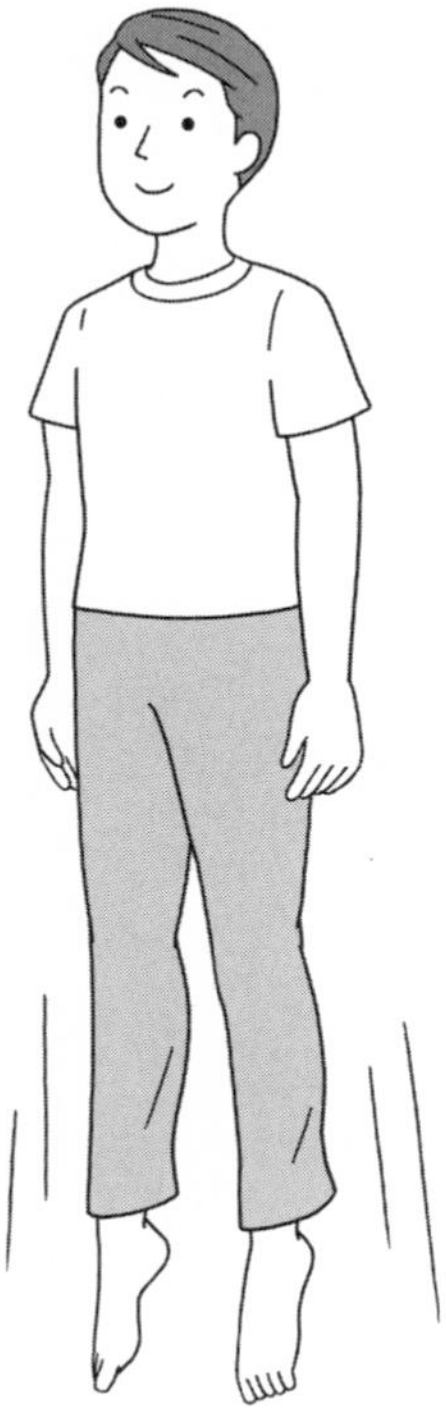

たったこれだけですが、跳んでいるときは腹筋にも非常に力が入っているため、下半身の筋肉を中心に鍛えることができます。

可能な人は、おおむね1分間で１００回跳ぶペースで行うと、ウエストが引き締まり、減量効果が出てきます。

三つの跳び方から選ぶ

跳び方には3種類あります。

●その場でまっすぐ跳び、同じ場所に着地する、シンプルな「スタンダードジャンプ」。

ふくらはぎの筋肉が鍛えられ、筋ポンプ作用で血液の循環がよくなります。血圧を改善する効果もあります。

●両手を絡《から》めるようにして上げ、天井に向かって一直線になって跳ぶ「フィギュアスケートジャンプ」。

このジャンプでは肩甲骨が開きます。背中には脂肪の燃焼に関係するといわれている褐色脂肪細胞がありますので、手をしっかり高く上げることで、褐色脂肪細胞を刺激して活性化するねらいがあります。

●右側に蹴《け》り出しながらジャンプした右足を元の位置にもどし、すぐに左足を左側に蹴り出しながら跳ぶ「コサックジャンプ」。

このジャンプは、コサックダンスのイメージで行います。骨盤まわりも鍛えられるので、ポッコリお腹の解消にも非常に役立ちます。

《ゆるジャンプの際の注意点》

＊心臓病や整形外科関連の病気がある人は、主治医に相談して行いましょう。

＊痛みを感じた場合は、ただちに中止してください。

＊できる回数から始めればＯＫです。慣れてきたら少しずつ回数を増やします。

［スタンダードジャンプ］

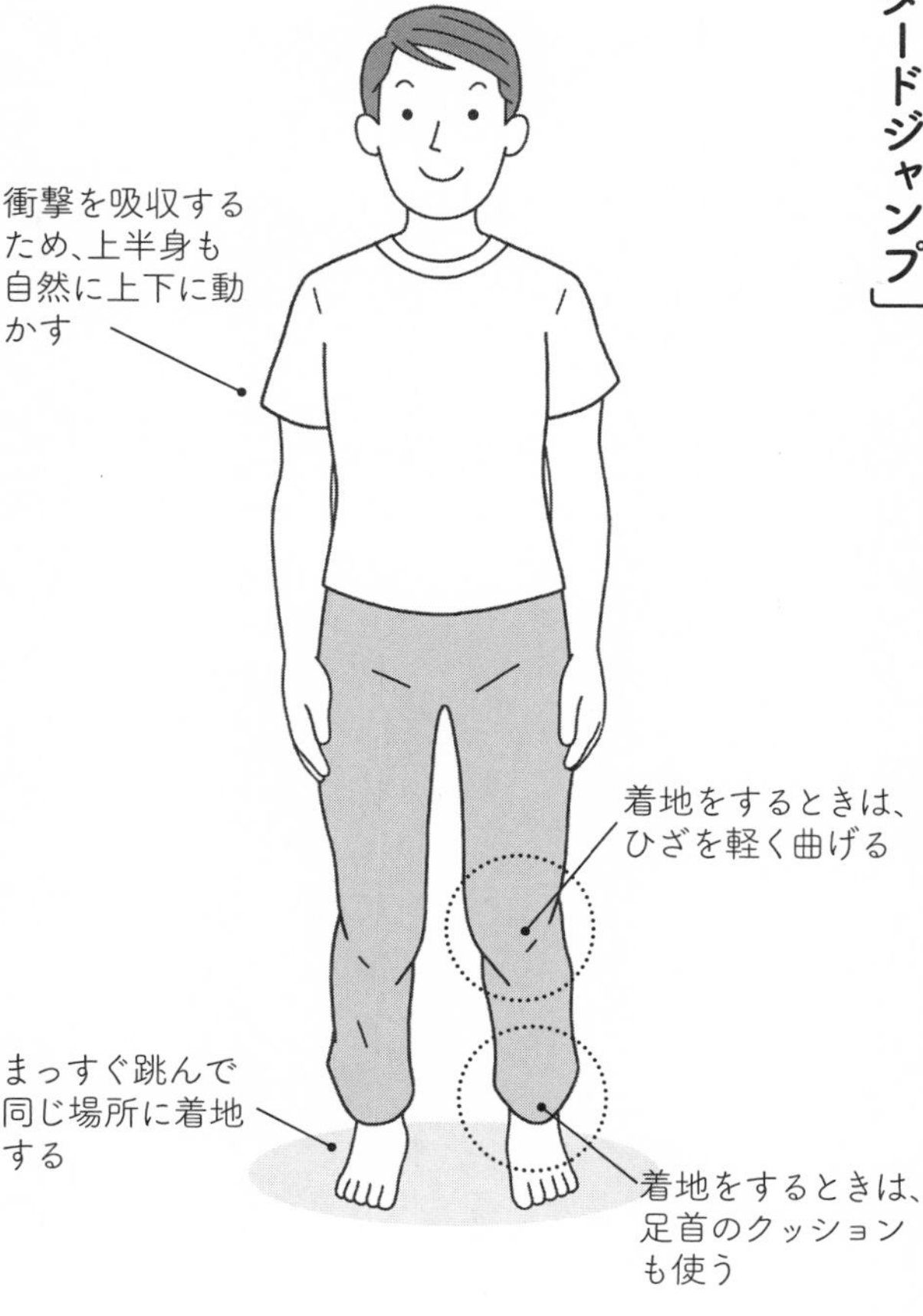
衝撃を吸収するため、上半身も自然に上下に動かす
着地をするときは、ひざを軽く曲げる
まっすぐ跳んで同じ場所に着地する
着地をするときは、足首のクッションも使う

［フィギュアスケートジャンプ］

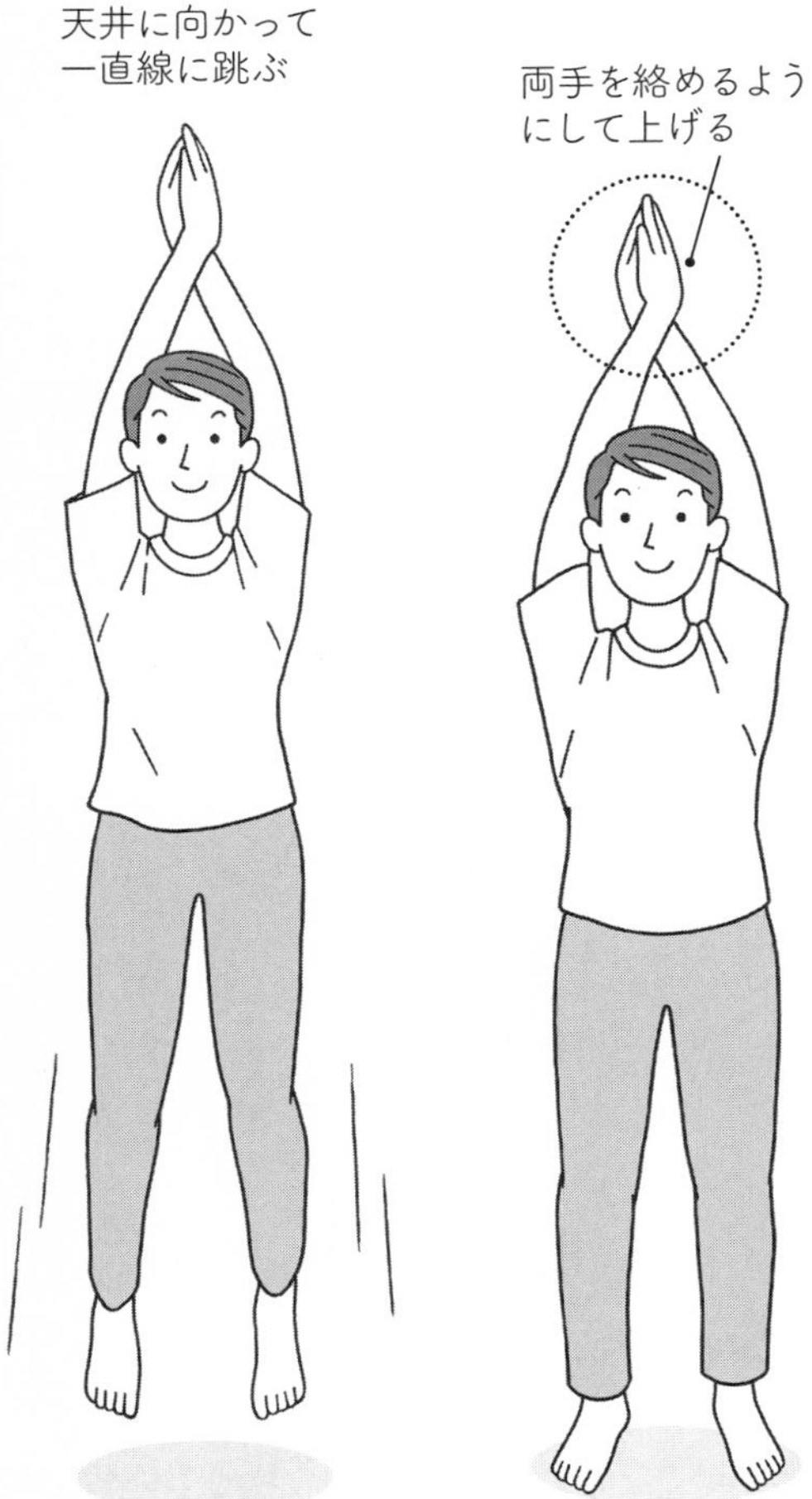
天井に向かって
一直線に跳ぶ
両手を絡めるよう
にして上げる

フィギュアスケートの選手になったつもりで優雅にジャンプ

［コサックジャンプ］

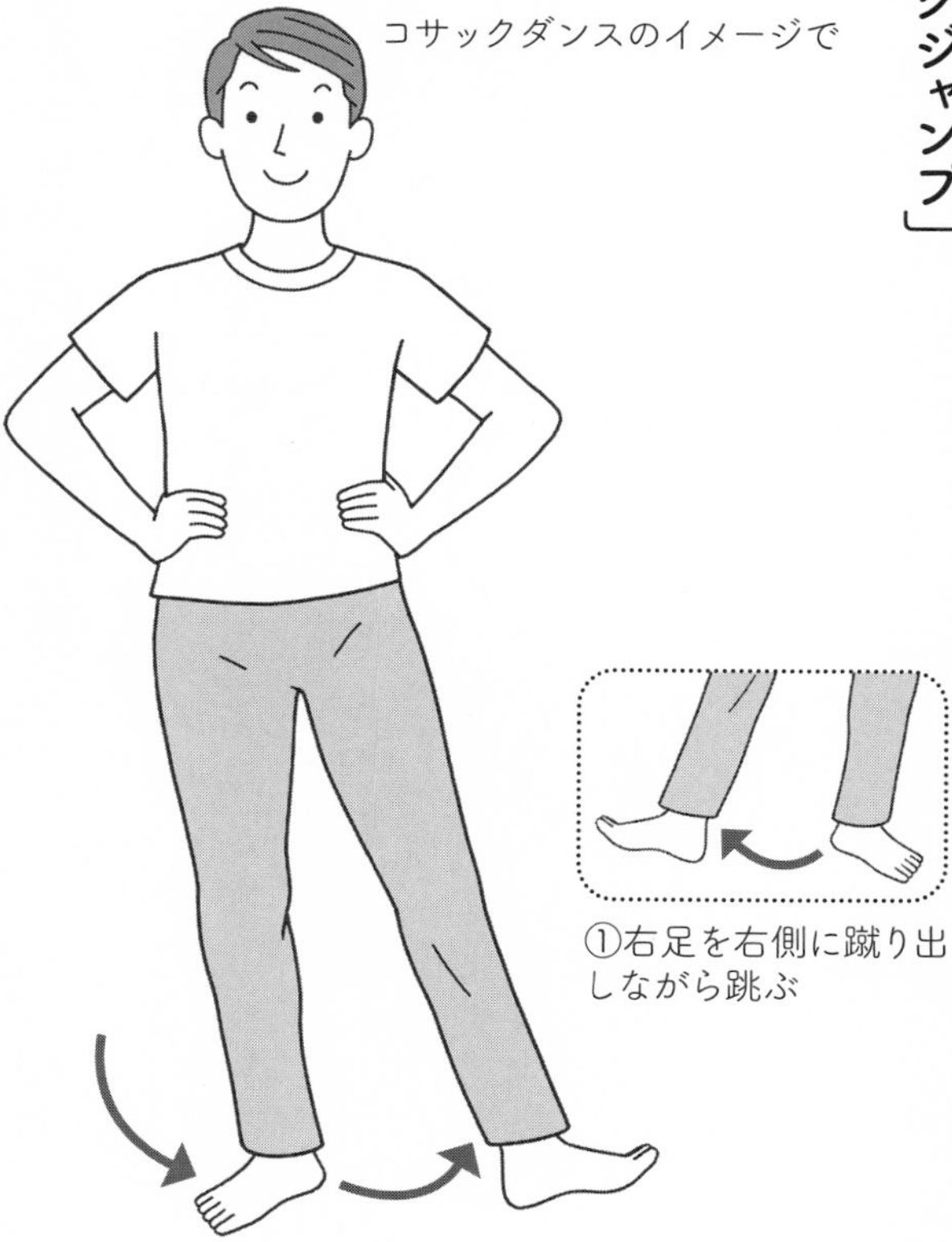
コサックダンスのイメージで
①右足を右側に蹴り出しながら跳ぶ
②ジャンプした右足を元の位置にもどし、すぐに左足を左に蹴り出しながら跳ぶ

《実践例》脂質異常症で経過観察中の72歳女性

100回ジャンプを、まず10回から開始した。

朝夕で行ったところ、半年間の成果として、LDL（悪玉）コレステロールは171から128に、HDL（善玉）コレステロールは63から67になり、L／H比が2・7から1・9に改善した。

TG（中性脂肪）は104から85へ、BNP（脳性ナトリウム利尿ペプチド）も10から5へ改善した。

10 1分間「ゆるジャンプ」を実践

1週間で5センチもお腹まわりが引き締まる

落語家、林家たい平さんの場合

教育バラエティ番組「世界一受けたい授業」（日本テレビ系列）に出演した折、この「ゆるジャンプ」を落語家の林家たい平さんに実践していただきました。

実験をする前にたい平さんの身体データを測定してみると、体重74・6キログラム、お腹まわり96センチメートルでした。たい平さんと同い年の私が3種類のジャンプのやり方について指導しました。

まずは、「スタンダードジャンプ」です。彼は、1分やり終えると、「1分と聞いて、なめていました。同じところに着地しているつもりなんですが、疲れてくると前へ行ったり後ろへ行ったりしますね」

と話していました。

二つ目のジャンプは、「フィギュアスケートジャンプ」です。

私の好きなヴァン・ヘイレンの「ジャンプ」でリズミカルに跳んでもらいました。

三つ目のジャンプは、「コサックジャンプ」です。

さすがに学生時代にバレーボールの選手だっただけのことはあって、たい平さんは軽々と跳んでくれました。

この3種類のジャンプを、朝、昼、夕に行い、毎日3回飛んでもらった結果、1週間後に体重を測ると73・8キログラムとなっていました。0・8キログラム軽くなったのです。

でも、それ以上に効果があったのはお腹まわりで、なんと96センチメートルから91センチメートルになり、5センチメートルも引き締まっていました。

お笑いタレント、ゆめちゃんの場合

同じく日本テレビ系列で放送されている「ヒルナンデス」に出演している、お笑いタレントのゆめちゃんにも、「ゆるジャンプ」を試してもらいました。スタジオで南原清隆さん、陣内智則さん、フワちゃんなどに跳んでもらったあとに、ゆめちゃんが登場しました。

「ゆるジャンプ」の開始時の体重は56・8キログラム。
1週間後の測定時には55・5キログラム。
2週目には55・0キログラム。
4週目には54・5キログラム。
最終的に、2・3キログラムの減量に成功したのです。
ウエストは、95センチメートルから84・5センチメートルと10・5センチメートルも締まり、ポッコリおなかが解消されるという劇的な効果で本人も喜んでいました。

そのほか、関西テレビ／フジテレビ系列の「土曜はナニする⁉」では、司会の山里亮太さん、宇賀なつみアナウンサー、泰葉さん、渋谷凪咲《なぎさ》さん、ノンスタイル・石田明さんに跳んでもらうなど、番組のなかでたくさんのタレントさんに跳んでもらいました。

また、テレビ東京の「なないろ日和！」でも紹介されましたが、いずれもウエストの締まる効果が強く出ていました。

NHKラジオでは、私の高校の1年後輩で、同じ部活動をしていた武内陶子《とうこ》さんにも紹介しました。

みなさん、楽しく跳んでもらい、習慣にできそうでした。

11 「座ろうかなスクワット」をやってみよう

1日にたった10回やるだけで効果が出る

ぎりぎりで座らずに、ふたたび立ち上がる

筋力をアップする方法として、スクワットはよく知られていますね。しゃがみこんで立ち上がる動作をくりかえし行う運動ですが、やり方にはバリエーションがいろいろあります。

一般の方におすすめできるのは、お尻を後ろに突き出して上体を前傾し、ひざを曲げて行う「股関節《こかんせつ》スクワット」です。これは、ひざを痛めにくいという利点があります。

股関節スクワットは、股関節の伸展筋である太ももの後面にあるハムストリン

グスや、お尻の大臀筋に強い負荷がかかるといわれ、下半身の筋肉全体がある程度まんべんなく鍛えられます。

ただ、私は、スクワットは面倒だという方には、ケア・ウォーキング普及会の代表理事、黒田恵美子さん（健康運動指導士）が提唱している「座ろうかなスクワット」をおすすめしています。

このスクワット法は、私自身が最近、黒田さんに習う機会があり、「これなら続けられる」と思った方法です。

やり方は非常に簡単で、椅子に座ったり、椅子から立ち上がったりする動作をスクワットに応用したものです。具体的には、椅子から立ち上がって、そのまま座ろうとしゃがみますが、ぎりぎりで座らずに、ふたたび立ち上がるというのをくりかえす方法です。

腕は組んだかたちにしますが、むずかしい方は、腕は自由にして行ってください。

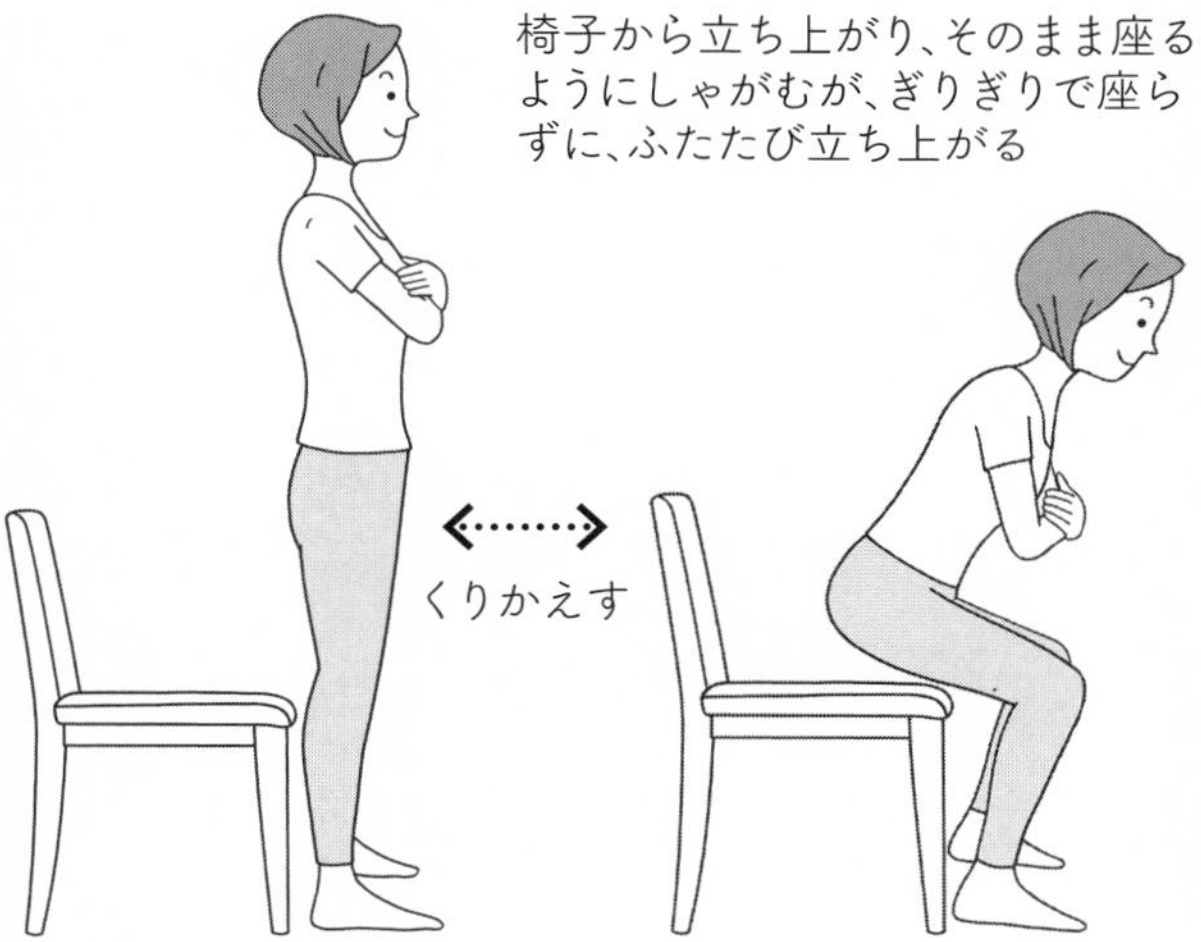
椅子から立ち上がり、そのまま座るようにしゃがむが、ぎりぎりで座らずに、ふたたび立ち上がる
くりかえす

黒田さんは、「椅子に座ろうとしてしゃがんだときに、あえて座らないで、ぎりぎり耐えるときがいちばん脚力を使います」と話しています。

このスクワットは、椅子に座る動作をトレーニングに応用するものですから、ひざへの負担が小さく、安全に行えます。また、嫌になったら、いつでもやめて座ることができるという点もおすすめです。

椅子に座ろうとしてしゃがんだときに、つい座ってしまっても大丈夫です。最終的には座ったとしても、できるだけ座らないでぎりぎり耐える一瞬がトレーニングになるのです。

もっといえば、最初は、椅子に座ってから立つだけでもいいと思います。1日にたった10回行うだけでも効果的だそうです。

ちなみに、「座ろうかなスクワット」は、比較的楽にできるスクワットではありますが、胸を張って、上体をきちんと支えながら行うと、腹筋群や背筋群などもある程度、鍛えられるといいます。

さあ、みなさん、すぐにやってみましょう！

第3章
たったこれだけで血管が若返る

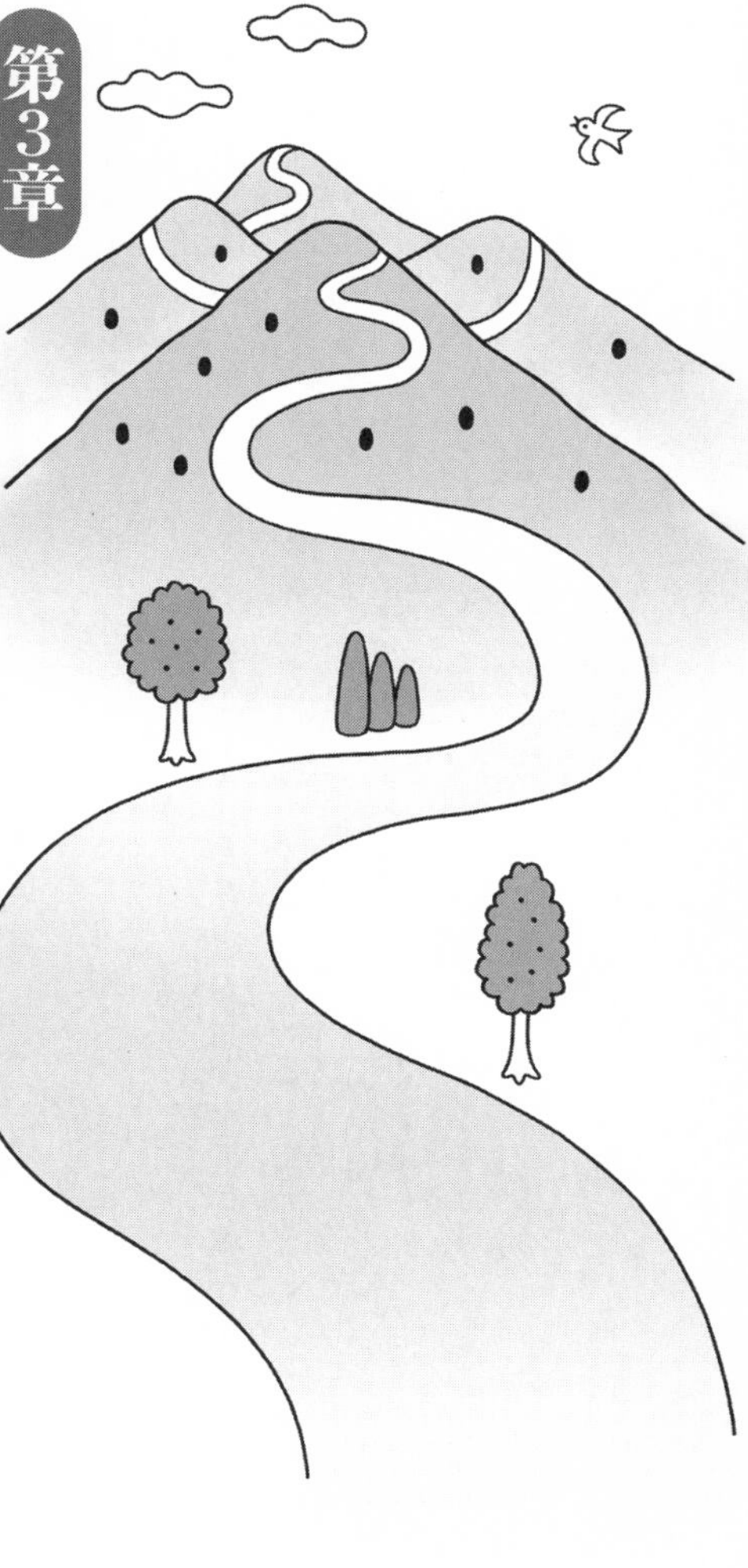

1 毛細血管がゴースト化する

毛細血管は血管の95〜99パーセントを占めている

毛細血管は加齢とともに減少する

私たちの体のなかには、大小ふくめて膨大な量の血管が張りめぐらされています。なかでも、毛細血管のネットワークは大きく、血管の95〜99パーセントは毛細血管です。

毛細血管をすべて合わせると、長さはおよそ10万キロメートルもあり、地球2周半分にもなります。体のあらゆる臓器や細胞は、このわずか5マイクロメートルほどの小さな血管から栄養と酸素を受け取り、老廃物を渡して、機能しているのです。

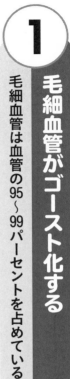

健康な毛細血管の内皮細胞は、１０００日ほどで新しい細胞に入れ替わり、働いてくれます。

毛細血管の数は、加齢とともに減少します。20代とくらべると、40代ごろからは新陳代謝されることなく、死んでいく細胞が増えていきます。60～70代では、20代と比較して40パーセントも減ってしまうのです。

血流が減って、そのうち栄養がこなくなるため、血管が消失する現象を「ゴースト化」と呼びます。

ゴースト化を起こした毛細血管のことを、「ゴースト血管」と名づけたのが大阪大学の高倉伸幸先生です。

毛細血管がゴースト化する生活習慣

毛細血管がゴースト化する生活習慣として、次の三つがあげられます。

①運動不足

運動が不足すると、まずは大きな血管の血行が悪くなり、血液が毛細血管まで行き届かなくなりがちです。

大きな血管のいちばん内側には内皮細胞という1層の細胞があり、ここからは血管弾力性を保つため、ガスである一酸化窒素（NO）が放出されています。運動不足になるとNOの放出が少なくなることから、毛細血管までの血流が悪くなると考えられます。

②太りすぎ

へその高さで測定するウエスト周囲径が、男性で85センチメートル以上、女性で90センチメートル以上の人は「内臓脂肪型肥満」と判定されます（正確には、腹部CTによるへその高さでの測定が必要です）。

内臓脂肪型肥満の場合、内臓脂肪から放出される、体に悪影響をおよぼすホルモンが血圧を高めたり、血糖のコントロールを悪くしたり、血液のサラサラ度を下げたりするなどして、最終的に毛細血管への負担を増加させると考えられます。

③食べすぎ・飲みすぎ

これは肥満の原因になりますので、②の説明と同じメカニズムで悪くなることがあります。

さらには、糖分、脂質、アルコールを過剰に摂取した際には、体内で生成されるアルデヒド基が原因となって、老化促進物質の一つである「終末糖化産物」（AGEs）が生成されます。

AGEsは大きな血管ばかりでなく、毛細血管の細胞を傷つけることで「ゴースト血管」が進行する可能性が高まります。

2 毛細血管を強くする運動

下半身の筋肉を動かすと効率よく血流がアップ

ゴースト血管になると血液が流れにくくなる

毛細血管を強くするためには、毛細血管の構造を知っておく必要があります。毛細血管は、1層の内皮細胞でつくられた血管に、壁細胞が外側から適度に接着する二重構造になっています。

ゴースト血管とは、この内皮細胞と壁細胞の接着がうまくいかなくなり、血液のなかの酸素や栄養分などが漏れてしまい、すみずみまで血液をうまく流すことができなくなった状態を指します（次ページのイラスト参照）。

毛細血管の血流をよくするためには、適度な運動が必須です。とくに、**全身の**

［正常な毛細血管］

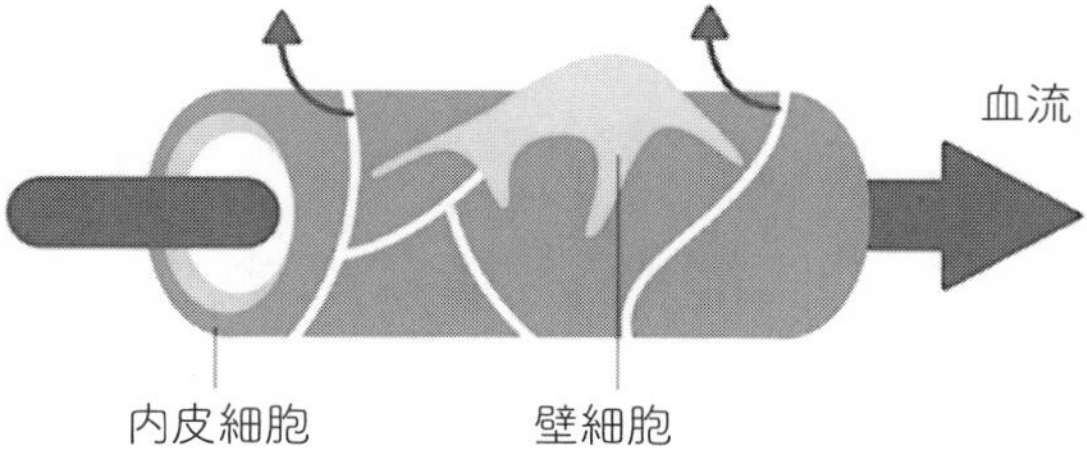

［ゴースト化した毛細血管］

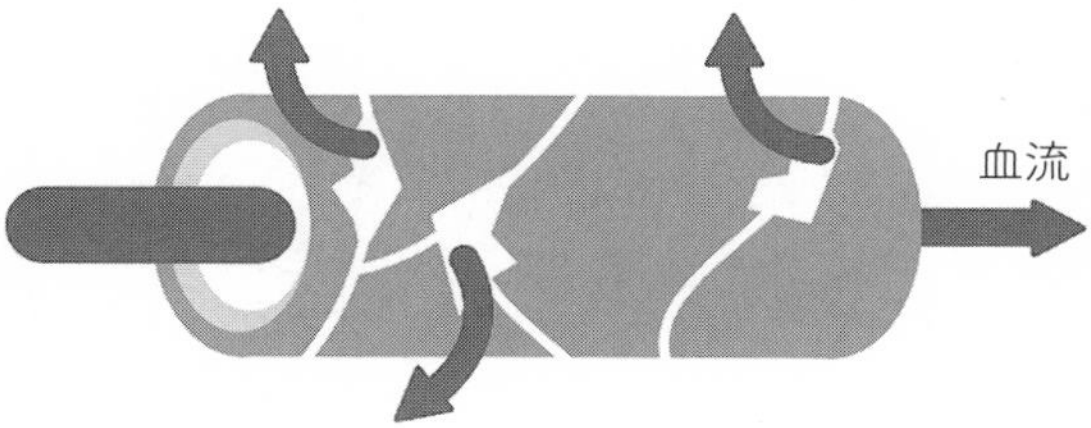

筋肉の約7割を占めるといわれる下半身の筋肉を動かすと、効率よく血流アップが図れます。

そこで、先ほども紹介したのですが、ゴースト血管の名づけ親でもある高倉先生が考案した「かかと上げ下げ」を紹介します。

85ページで「かかと上げ下げ」のやり方を紹介しましたが、ゴースト血管対策のためには、かかとを20度上げるようにします。

《高倉先生のかかと上げ下げ法》

①まず、体に力が入らないような姿勢で立ち、かかとをゆっくりと上にあげます。かかとを上げる角度は約20度にします（ゴースト血管対策のためには、上げすぎてもほとんど効果はありません）。

②そのまま5秒間キープします。

③その後、ゆっくりと下ろしながら、元の姿勢にもどします。

これを1日3回、可能でしたら毎回20回を3セット行ってください。

なお、高齢者や、足がふらつく人は、背のついた椅子やテーブル、壁などに軽く手を添えて行うようにするといいでしょう。

やる前には下肢の血管検査でみえていなかった非常に細い血管が、**やったあとには血流が改善する**（画像診断でみえなかった血管がみえてきたということ）などの報告があります。

これらに付随して、おそらく毛細血管全体の血流も改善していると推測されます。

3 毛細血管が元気になる食品

ヒハツ、シナモン、ルイボス茶が効果的

ゴースト化を予防することで寝たきりを防ぐ

ゴースト血管は、むくみや冷え性、シミ、シワ、たるみ、認知症につながる可能性があります。ですから、ゴースト化を予防することで、寝たきりになるのを防ぐことができるともいえます。

先述したように、毛細血管は年齢とともに減っていきます。でも、「年だから」とあきらめる必要はありません。日常のちょっとした工夫で、何歳からでも毛細血管の劣化を遅らせ、復活させることができます。

毛細血管の減少や老化を食いとめるポイントは、まずは血流をよくすることで

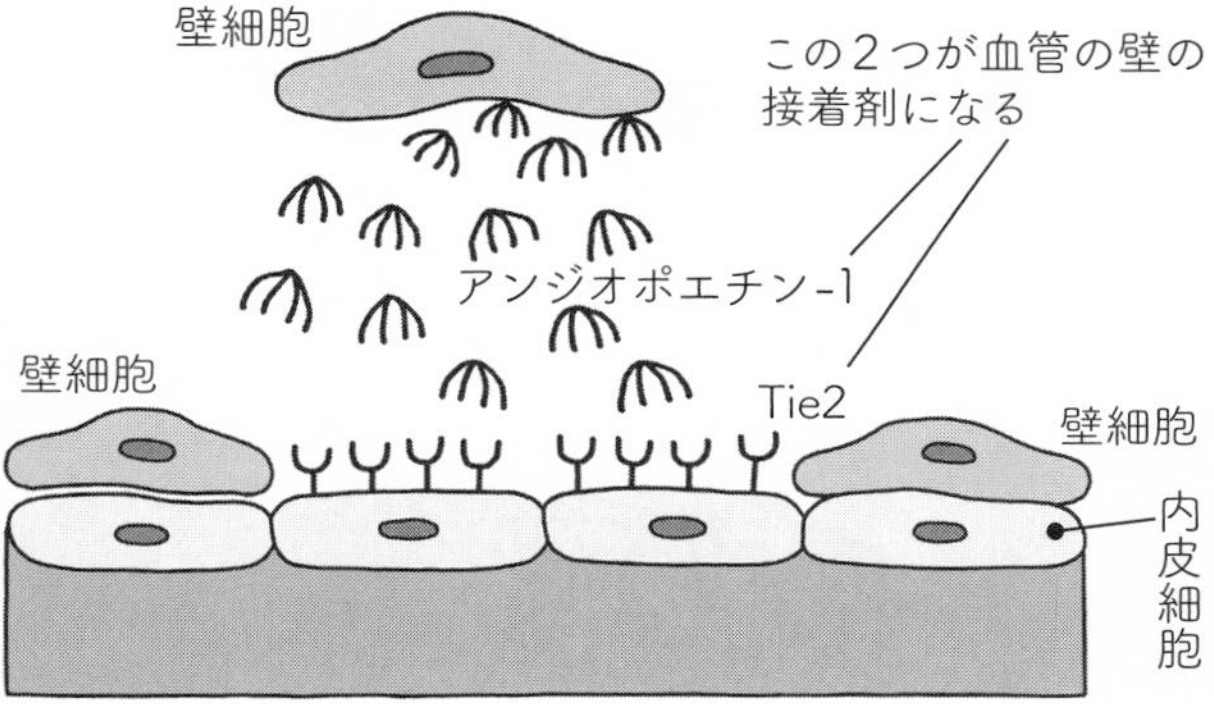

す。毛細血管を形成する細胞（内皮細胞と壁細胞）は、血流がよくなると正しく接着するようになり、健康な毛細血管によみがえることが知られています。

なかでも、「Ｔｉｅ２《タイツー》」という成分は、毛細血管の細胞どうしを密着させる成分です。これを、血管外側の壁細胞から分泌される「アンジオポエチン-1」が活発化することで、毛細血管のゆるみが修復され、ゴースト化を防いでくれます。

Tie2を活発化する食べ物

では、Ｔｉｅ２を活発化する食べ物には何があるでしょうか。いま、**最も注目されているの**

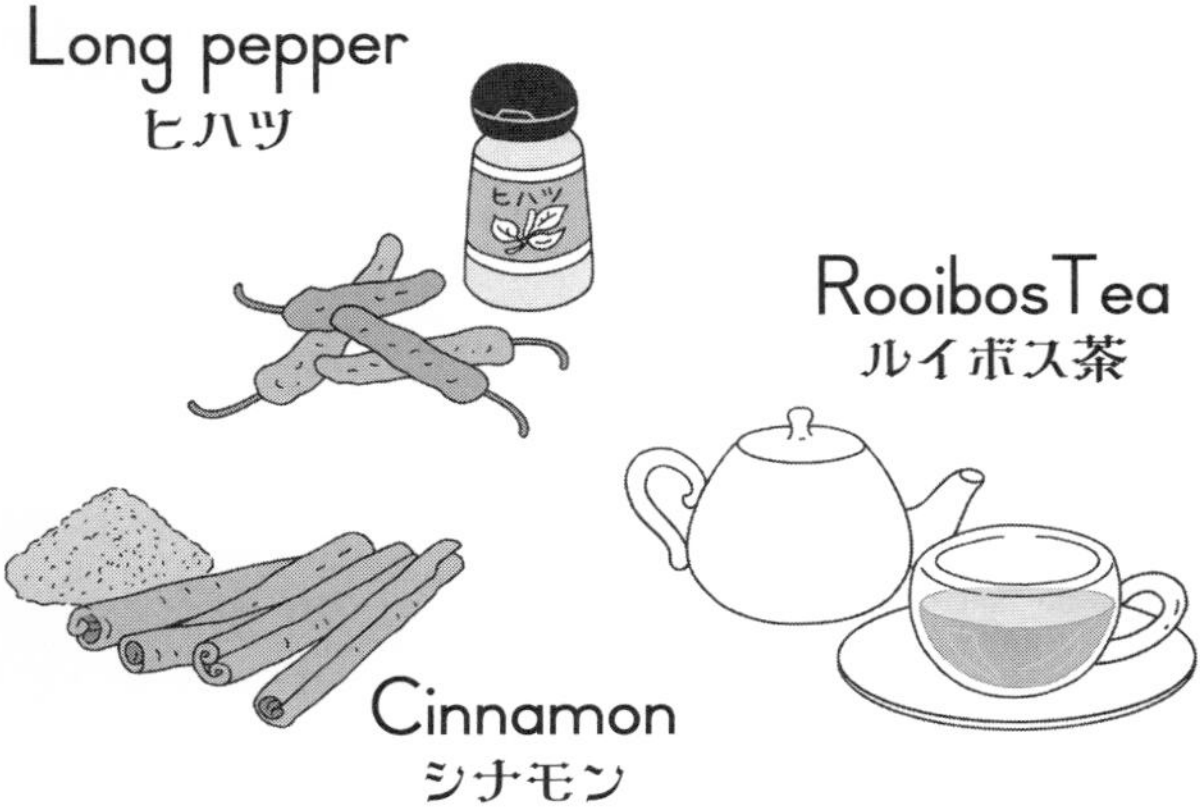

は、ヒハツ、シナモン、ルイボス茶です。

ヒハツは、ロングペッパーともいわれるコショウの一種で、スーパーマーケットなどで購入が可能です。

愛媛大学看護学科の研究では、冷え性の人があらかじめヒハツの乾燥エキスを摂取しておくと、冷水に両手を1分間つける「寒冷ストレステスト」という試験を行った際、「両手の皮膚温度の回復が非常に速かった」という結果が出ています。

シナモンは、クスノキ科の常緑樹の樹皮を乾燥させたものです。スーパーマーケットなどでは、これを巻いてスティック状にしたものや、パウダーにしたものなどが販売されています。

漢方では、「桂皮《ケイヒ》」という生薬として活用されています。体の冷え改善や、芳香性健胃薬として、胃腸のもたれや痛みを改善できます。

ルイボス茶は、南アフリカに自生するマメ亜科の植物、ルイボスの葉を乾燥させたもので、抗酸化作用が強い健康茶として若い女性を中心に人気があります。これもスーパーマーケットで購入できますので試してみてはいかがでしょうか。

4 毛細血管を元気にする食品成分

シナモンがゴースト化を防ぐ

脳神経細胞が死ぬ前に認知機能障害が起こっている

近年、アルツハイマー病や血管性認知症などの患者さんが増加し、社会的な問題になっています。一般的に認知症の病状としては、記憶障害、判断力低下、見当識障害（時間や場所がわからない）、言語障害、失認（物や人の顔が認知できない）などがあげられます。

これらの症状を引き起こすメカニズムについては、まだ多くの未解明な点があり、ほとんどわかっていません。ただ、最近、高血圧や糖尿病、脂質異常症などの生活習慣病が危険因子ではないかということが知られてきました。たとえば、生活習慣病によって動脈硬化が進み、血管弾性の低下、血管の狭窄《きょうさく》が起こることで、脳が慢性的な低血流状態（脳虚血状態）におちいることが明らかになっています。脳虚血状態になると、神経伝達が円滑に進まなくなり、歩行時のふらつきや口のもつれ、物忘れなどが起こります。こうして、認知機能障害などが引き起こされることが明らかになりつつあります。

シナモンには認知機能を維持する働きがある

京都大学が発表した研究成果、「認知症に対する新たな生体防御機構の発見」（2023年7月24日）によると、白川久志先生らの研究グループが、シナモンにふくまれる辛み成分であるTRPA1（一過性受容体電位アンキリン1）遺伝子が発現しないマウスを使って、「脳血流を慢性的に低下させることで白質傷害をへて認知機能障害に至る『血管性認知障害』の病態モデルを作製し詳しく調べたところ、（中略）対照群の野生型マウスよりも早期に白質傷害および認知機能障害がおきること」がわかりました。

さらに、くわしく調べたところ、「脳で最も多い＊グリア細胞である＊アストロサイトに発現しているTRPA1の活性化が、（中略）白質傷害を抑制していること、シナモン主成分であるシンナムアルデヒド（CA）でTRPA1を刺激し続けると白質傷害が抑制されて認知機能障害がおきなくなることを見いだし、アストロサイトのTRPA1活性化が、認知症に対する生体防御機構として働いている」（前掲研究成果、＊の用語は220ページ参照）ことを明らかにしました。

短絡的にいいきることはできないものの、脳の慢性に続く低灌流《ていかんりゅう》状態（主要臓器の血流不足）から、白質傷害を経て認知機能障害にいたる病態メカニズムは、認知症の発症や、症状の悪化に深く関与していると考えられています。

このことから、シナモンには、少しでも認知機能を維持する働きがあるのではないかといえます。

5 毛細血管を強くする薬剤

血管の不必要な漏れを阻止する

毛細血管を強くする薬剤の開発が盛んになる

大阪大学の高倉先生が提唱している毛細血管のゴースト化は、一般によく知られてきています。2023年10月20日、これから毎年10月20日を「ゴースト血管対策の日」とすることが、日本記念日協会で登録認定されました。

今後、ますます毛細血管を強くするための食事、運動の取り組みが盛んになっていくと思いますが、薬剤の分野でも続々と開発されています。

2023年11月15日には、Tie2受容体アゴニスト化合物「AV-001」という物質の第2相臨床試験の評価が発表されました。それによると、日本のアンジェス（大阪大学医学部のバイオベンチャー）と、カナダのバイオ医薬品企業バソミューン社が共同開発しているＡＶ‐００１が、アメリカの「独立データ安全性モニタリング委員会」によって第２相臨床試験における安全性について肯定的な評価を受けたとのことです。

ＡＶ‐００１は、血管系内皮細胞の表面で最も発現レベルの高いＴｉｅ２受容体を標的とする新規の治験薬です。Ｔｉｅ２とアンジオポエチンの信号伝達を活性化し、内皮細胞の安定性を高めて、**正常なバリア防御を回復させ、血管の不必要な漏れを阻止することにより、毛細血管系を正常化する**と考えられます。

毛細血管機能の障害は、新型コロナウイルス感染症、インフルエンザウイルス感染症、細菌性敗血症、急性腎障害、緑内障、出血性ショック、敗血症、脳卒中、糖尿病にともなう合併症など、大変多くの疾病患者さんの病態に関与していることがわかっています。今後、**ＡＶ‐００１が毛細血管の強化につながる可能性がある**と期待されています。

6 大血管を元気に保つ

健康な体を保つための〝1丁目1番地〟

血管は内膜、中膜、外膜の3層からなる

イギリスの医師トマス・シデナムの「人は血管とともに老いる」という言葉に象徴されるように、私たちの体の老化に最も大きな役割をもつのが血管です。

ポンプとしての心臓が血液を送り出す量は、1回の収縮で約60〜80cc前後ですが、この血液は秒速1・0メートル弱のスピードで大動脈に勢いよく飛び出していきます。

体の末梢まで進むと、毛細血管では秒速約1ミリメートル前後までスピードが落ちて、体の臓器に酸素などの栄養分を与えます。この役割を終えると、今度は

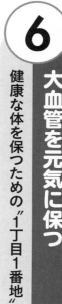

静脈となって心臓に向かってもどってきます。

こうして、血液は1分弱で体のなかを循環します。この行程のなかで、大動脈から毛細血管までさまざまな大きさの血管が働いて、血液の成分を運んでいるのです。とくに、大動脈は高い圧に耐えながら、心臓から送り出される血液を全身に運びますので、構造も強くできています。

大動脈は、通常の動脈と同様に、内膜、中膜、外膜の3層構造になっていますが、内径は非常に大きく、胸部大動脈で約3センチメートル、腹部大動脈で約2センチメートルもあります。ちなみに、頸動脈で約1センチメートル程度です。どの大きさの動脈でも、基本は、血液に接する内膜は1層の内皮細胞と、それを支える結合組織からなります。

昔は、内膜（内皮細胞）の機能についてあまりわかっていませんでした。でも、現在では、内皮細胞が正常に働いていれば、血液は血管内で凝固せず、血管内腔《ないくう》も適度な大きさに保たれることがわかっています。

［血液は約1分で全身を循環する］

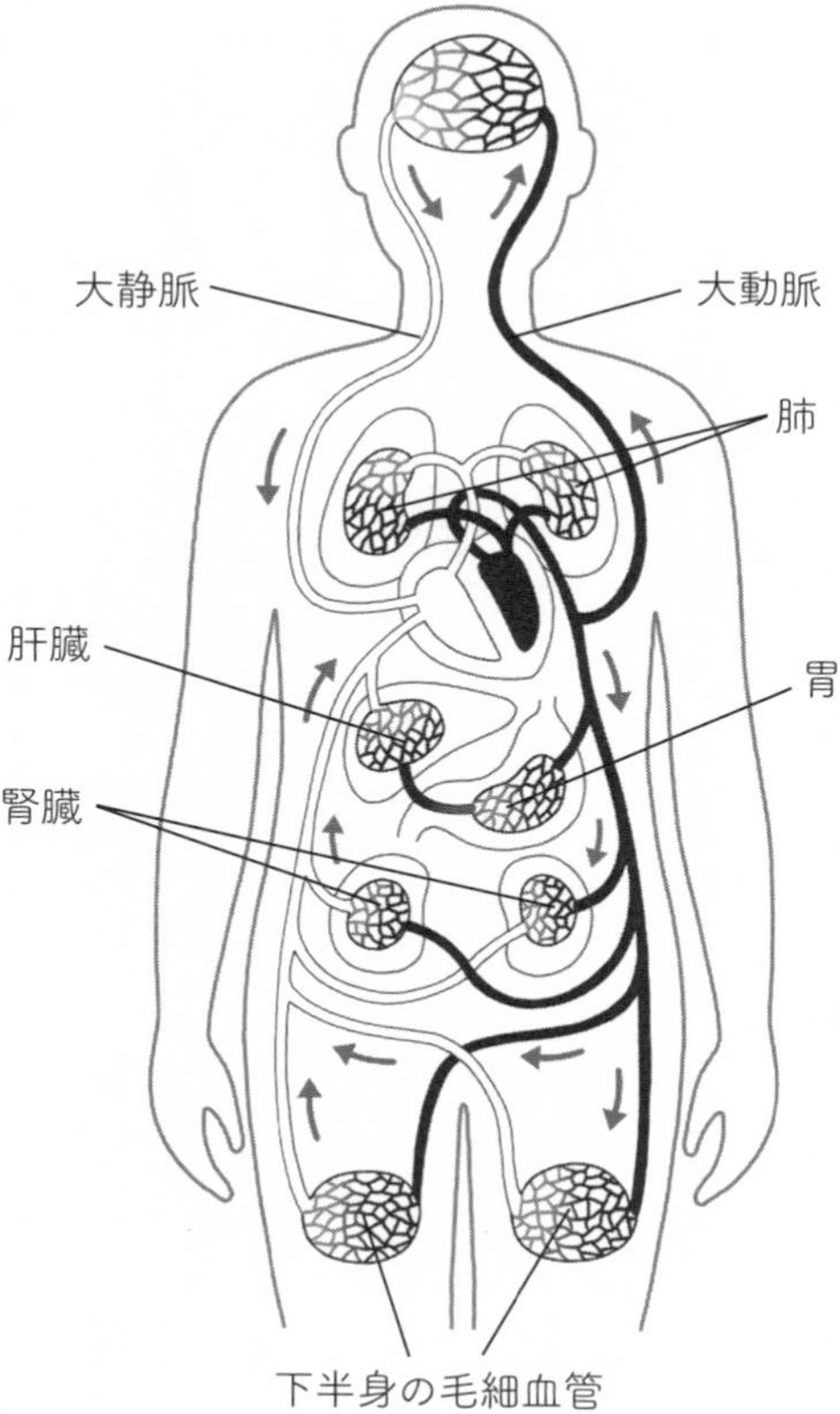

中膜は、収縮ができる平滑筋細胞と、しなやかさを保つための弾性線維などからなり、血管は収縮と拡張をくりかえしながら血液を流すことで酸素や栄養素を運ぶことができます。通常は弾力性があり、しなやかですが、加齢による老化やさまざまな危険因子によって、厚く硬くなっていくのが動脈硬化です。

動脈硬化になる危険因子を取り除こう

動脈硬化にはいくつかの種類があります。

大動脈などの比較的太めの動脈に粥腫《じゅくしゅ》（アテローム）ができるのが「粥状動脈硬化」です。内膜に血液中の悪玉コレステロールなどがもとになって粥腫ができ、その粥腫が時間をかけて増殖し、複雑な形態に隆起したプラークという病変をつくります。

プラークによって血管が狭くなることで、運動などをする際に、心臓に栄養を運ぶ冠動脈は酸素を十分に運べないため狭心症が起こります。

さらに、急激に血圧が上がるなどのなんらかのきっかけがあると、プラークが破綻（破裂）します。そこに血栓ができると、瞬時に血管が詰まり、心臓に栄養がいかなくなって心筋梗塞を引き起こします。

一方で、脳や腎臓のなかの比較的細い動脈が動脈硬化を起こした場合を「細動脈硬化」と呼びます。おもに加齢や高血圧が原因で起こります。たとえば、脳の血管で細動脈硬化が進行すると、脳の血管が破裂して脳出血を起こす可能性があります。

そのほかに、動脈の中膜にカルシウムがたまって硬くなる、「中膜硬化」（メンケルベルグ型硬化）というタイプの動脈硬化もあります。これらの動脈硬化は加齢以外に、喫煙、高コレステロール、高血圧、肥満、運動不足など、多くの危険因子が重なることによって発症しやすくなります。

まずは、健康な体を保つための〝1丁目1番地〟は、大血管を元気に保つことだと考えられます。

7 大血管を強くする運動

有酸素運動と無酸素運動のちがい

有酸素運動では血糖や脂肪が酸素と一緒に使われる

本書では、大血管を元気にする有酸素運動として「歩く」ことを中心に紹介していますが、それ以外にはどんなものがあるでしょうか。

たとえば、軽いサイクリング、水泳、エアロビクス、ダンスエクササイズなど、長時間継続して行える運動をやるといいでしょう。そのほか、各種球技も適しています。

有酸素運動は、比較的、運動強度の低い運動です。

指標となる運動の単位に、「メッツ（ＭＥＴｓ）」があります。

メッツとは、身体活動量を表すための単位です。

●座っている状態……1メッツ
●立っている状態……2メッツ
●普通歩行……3メッツ
●速歩き……4メッツ

第4章で紹介する「ニコニコ歩き」も3メッツと覚えてください。
有酸素運動の範囲としては、おおむね4メッツあたりまでです。消費カロリーが気になる人もいるかもしれないので、おおまかな計算式をあげておきましょう。

消費エネルギー（キロカロリー）＝メッツ数×実施時間×体重×1・05

たとえば、体重60キログラムの人が、ニコニコ歩き1時間をした場合のカロリー消費は、3(メッツ)×1(時間)×60(kg)×1・05＝189キロカロリーになります。

有酸素運動は中性脂肪や体脂肪の減少が期待できる

有酸素運動と無酸素運動のちがいについては、厚生労働省「e－ヘルスネット」から引用しておきましょう。

「負荷の比較的軽い(運動強度の小さい)運動は、筋肉を動かすエネルギーとして血糖や脂肪が酸素と一緒に使われることからエアロビクス(有酸素性運動)と呼ばれます。一方、短距離走のように短時間で強い負荷がかかる(運動強度の大きい)運動の場合は、筋肉を動かすエネルギー源として酸素が使われないため無酸素性運動と呼ばれます。運動中に呼吸をしているかどうかという意味ではありません。

有酸素性運動は脂肪を燃料とするので、血中のLDL(悪玉)コレステロール・中性脂肪や体脂肪の減少が期待出来ますから、冠動脈疾患や高血圧などに効果があります。また運動そのものの効果として心肺機能の改善や骨粗鬆症の予防などが期待出来ます。

（中略）

通常の運動やスポーツは無酸素性運動と有酸素性運動が組み合わさっており、例えばジョギングよりもウォーキングの方が運動強度の小さい分、有酸素性運動の割合が高くなっています。この差が無酸素性運動の際に出る乳酸（疲労の原因物質）の違い≒疲労感の違いとなります。有酸素性運動を継続して20分頃からエネルギー源が体脂肪に切り替わりますので、脂肪の減少を目的とする場合は長い時間継続出来る有酸素性運動が多いエクササイズを選ぶことが効果的です」

8 大血管を強くする食品

ニンニク、ナッツは前途有望なアンチエイジング食品

ニンニクには高い降圧効果がある

ニンニクについては、人を対象にした研究でも、血圧の低下作用や血管が若返る作用が多く報告されています。ただ、降圧効果のメカニズムのすべてが明らかになっているわけではありません。

ニンニクには、抗酸化作用のあるアリシンをふくむ、いくつかの生理活性化合物がふくまれています。これらが酸化ストレスを低下させ、血管の内皮機能を改善することで、血圧を改善する可能性が高いとみられています。

そのほかニンニクには、私たちの体内で血圧を上昇させるアンジオテンシン変

換酵素（ACE）を阻害する成分もふくまれており、高い降圧効果を引き出す可能性があります。

多くの研究から、高血圧改善のために使用されたニンニク（ガーリック）の1日摂取量は、300〜1500ミリグラムあたりまでさまざまです。おおむね300ミリグラム程度で効果が得られています。

血管の若返り作用を検討した、オハイオ州立大学の最も有名な研究論文がありま す。それによると、健康な成人がガーリックパウダーを1日300ミリグラム摂取し、2年間続けた結果、ニンニクを摂取した群では、摂取しなかった群にくらべ、明らかに血管年齢が若かったことが報告されています。

ナッツの摂取も、血管の老化による心筋梗塞のような病気の発症リスクを低下させることが知られています。

ナッツには、一価不飽和脂肪酸のオレイン酸と多価不飽和脂肪酸のリノール酸がふくまれています。そのため、**悪玉コレステロールを減らし、善玉コレステロ**

ールを増やす効果があり、血管を守ってくれるのです。

代表的なナッツには、クルミ、アーモンドなどがあります。最近では、ピスタチオナッツも脂質を改善する効果に加えて、血圧を下げる作用があると報告されています。

ピスタチオには、電解質のカリウムが豊富にふくまれているので、体内の余分なナトリウム（塩分）を体外に排出して高血圧を予防するようです。

ちなみに、ピスタチオナッツはもともと、中央アジアから西アジアが原産ですが、日本には19世紀初期に伝わってきました。いまでは酒のつまみや、ケーキやクッキーなどのお菓子づくりの材料としてよく知られています。栄養価が高いことから、〝ナッツの女王〟とも呼ばれています。

新たなスーパーフード「サチャインチナッツ」が登場

さらに、ごく最近知られるようになったおもしろいナッツに、「サチャインチ

（インカインチ）ナッツ」というものがあります。マスコミでも新たなスーパーフードとして紹介されるようになりました。

サチャインチナッツは「インカグリーンナッツ」とも呼ばれています。南米アマゾン原産で、**オメガ3系多価不飽和脂肪酸に加えて、強力な抗酸化作用があるビタミンEも豊富にふくまれているため、酸化しにくい**ことがスーパーフードの仲間入りをした理由のようです。

サチャインチナッツからつくられるサチャインチオイルは、2004年6月にパリで開かれた国際的な食用油コンクールで金賞を受賞しています。インチとは、ペルーの先住民のことばで「命」を意味します。ですから、インカインチとは「インカの命」という意味です。

医学英語論文検索サイトの「Pub Med」を調べると、10本以上の医学論文が出されていて、抗酸化作用、抗菌作用などが証明されています。ますます前途有望なアンチエイジング食品のようです。

ただし、サチャインチナッツは、次の二つが欠点のようです。

①人気商品になっていて値段が高騰している。

②ほかのナッツほどおいしくない。

今後は、ピーナッツ、アーモンド、クルミ、ピスタチオなどが定番のミックスナッツのなかに、ほんの少量のサチャインチナッツがふくまれた商品が売り出されるのではないでしょうか。

最後に、もちろんナッツならいくら食べてもよいというわけではありません。とくに、カロリー制限の必要な人は、食べすぎに注意してくださいね。

9 大血管を強くする食品成分

低分子コラーゲンペプチド、エクオールなど

アンチエイジングに大きな恩恵をもたらす

大血管を強くする食品成分として取り上げたいのが、「コラーゲンペプチド」（コラーゲンを効率よく補給できるように小さな分子にしたコラーゲン）です。コラーゲンをとると肌がプルンプルンになるとかならないとか、テレビや雑誌などで話題になっていますね。

ただし、食べ物でコラーゲンをとったからといって、翌日、医学的に証明されるほどの変化があるとは思えません。それは、以下のような理由からです。

コラーゲンとは、真皮、靭帯《じんたい》、腱、骨、軟骨など、体の多くの組織を構成する

タンパク質の一つです。口から摂取したコラーゲンは、そのままでは体内で吸収されないので、アミノ酸という物質に分解されて体内をめぐります。その後、先ほど紹介したような体の組織を構成していくわけです。

したがって、コラーゲンをとったら、自分にとって必要な部分（たとえば、ひざとか肌）に調子よく運ばれて、必要なコラーゲンに復活して効果が出るとはとうてい思えません。

でも、最近の研究によって、この**コラーゲンが私たちのアンチエイジングに大きな恩恵をもたらしてくれるかもしれない可能性が出てきました**。これが「コラーゲンペプチド」です。

低分子コラーゲンペプチドを吸収する

私たちの体内に存在しているコラーゲンの量は、タンパク質全体の約30パーセントを占めています。私たちの体を構成するタンパク質は、約20パーセントといわれます。体重50キログラムの人だと10キログラムがタンパク質ですので、コラーゲンは約3キログラム程度ある計算になります。相当な量ですね。

さて、動物由来のコラーゲンは一般的に分子量が約30万といわれており、非常に大きな物質で、そのまま食事としてとっても十分に吸収できません。

そこで、たとえば、牛すじ肉であれば、牛すじ煮込みのように熱を加えて調理することで、ゼラチンといわれる物質（分子量は約10万）ができ、それが体内に吸収されます。ゼラチンは体内では胃や腸で消化されて、アミノ酸のかたちで小腸から吸収されます。

アミノ酸が2個とか3個とかくっついた状態の約1000程度の小さな分子量のものを、「低分子コラーゲンペプチド」と呼びます。現在は、低分子コラーゲンペプチドを酵素分解反応で大量につくることができ、食用に提供されています。

低分子コラーゲンペプチドは「ゲル化能」（ゼリーのように固まる性質）というものがないので、冷やしてもゼリーになりません。飲料やスープなどに溶かして大量

コラーゲンが体内で吸収されるまで

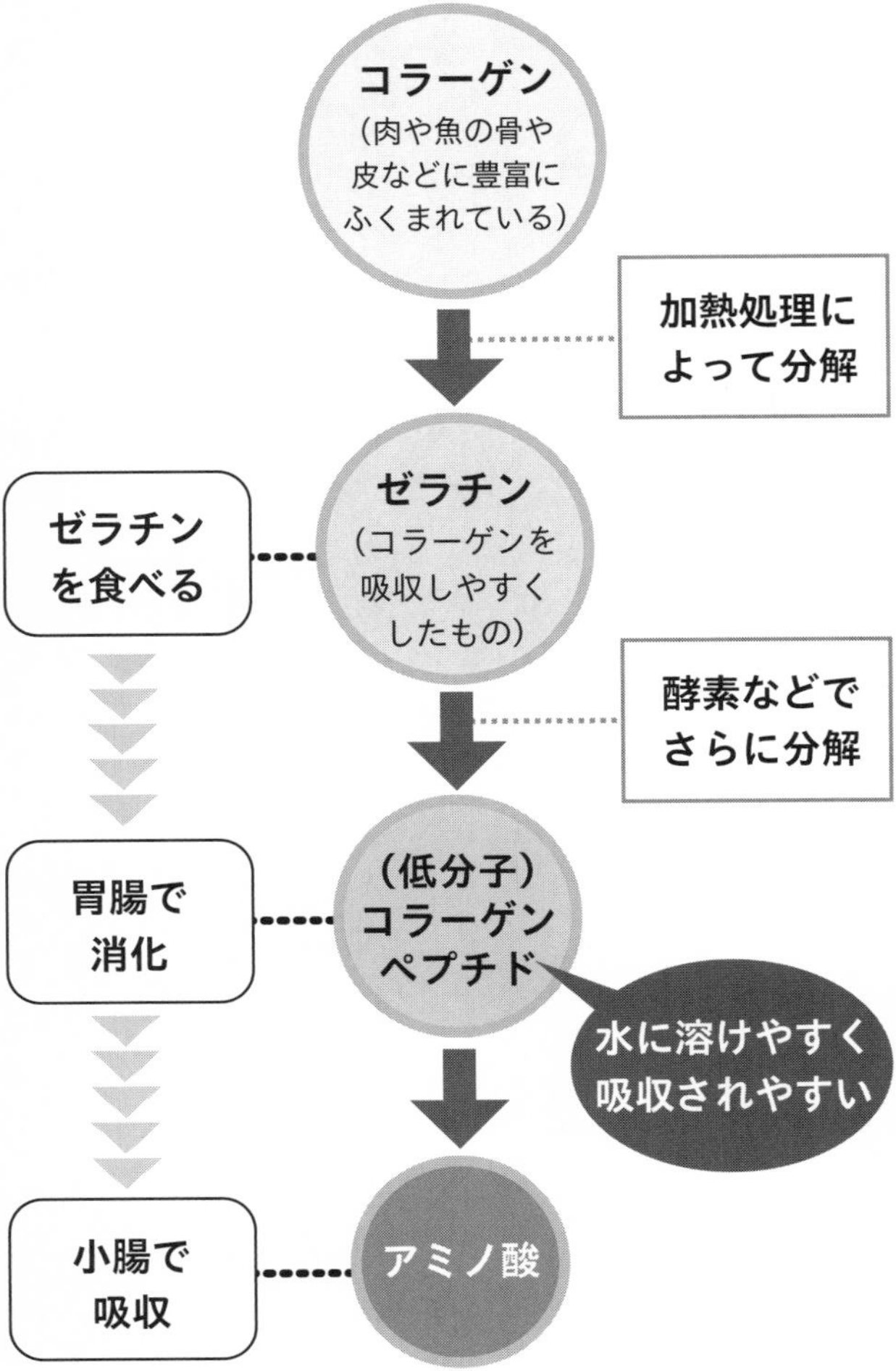

摂取することが可能で、体内で吸収されやすくなります。

現在では、低分子コラーゲンペプチドは細胞を使った基礎研究だけでなく、実際にひざ関節痛で困っている患者さんに飲んでもらい、「関節痛が和らいだ」という研究成果も出ています。

ちなみに、私が行った研究では、血管年齢から5歳分若返ったことから、低分子コラーゲンペプチドに血管若返り作用があることも証明できています（「バイオサイエンス・バイオテクノロジー・アンド・バイオケミストリー」日本農芸化学会英文誌、2018年5月）。

エクオールをつくれる人は血管年齢が若い

次に紹介するのは、「エクオール」です。

大豆イソフラボンという名前を聞いたことがある人も多いと思います。最近、大豆イソフラボンの分解産物に、女性ホルモン「エストロゲン」に近い作用のあるエクオールがあることがわかってきました。

エクオールは、大豆イソフラボンよりも抗動脈硬化作用が強いことが知られ、「スーパーイソフラボン」とも呼ばれています。

ただ、エクオールは、だれでもつくれるわけではありません。エクオールは腸内細菌によってつくられますが、腸内細菌は個人差が大きく、体質的につくれない人がいます。大豆イソフラボンを摂取すると約40パーセントの人で、ある種の腸内細菌によってエクオールがつくれるのです。

抗加齢・予防医療センターで、エクオールを「つくれる」か「つくれない」かを152人(男性61人、女性91人、平均年齢69歳)で調べてみました。その結果、60人(約40パーセント)がエクオールをつくれることがわかりました。

さらに、これらの人たちの血管年齢を検査したところ、エクオールをつくれる人は、エクオールをつくれない人にくらべて、血管年齢が若い傾向があることがわかっています。

第4章
こんな歩き方がおすすめ

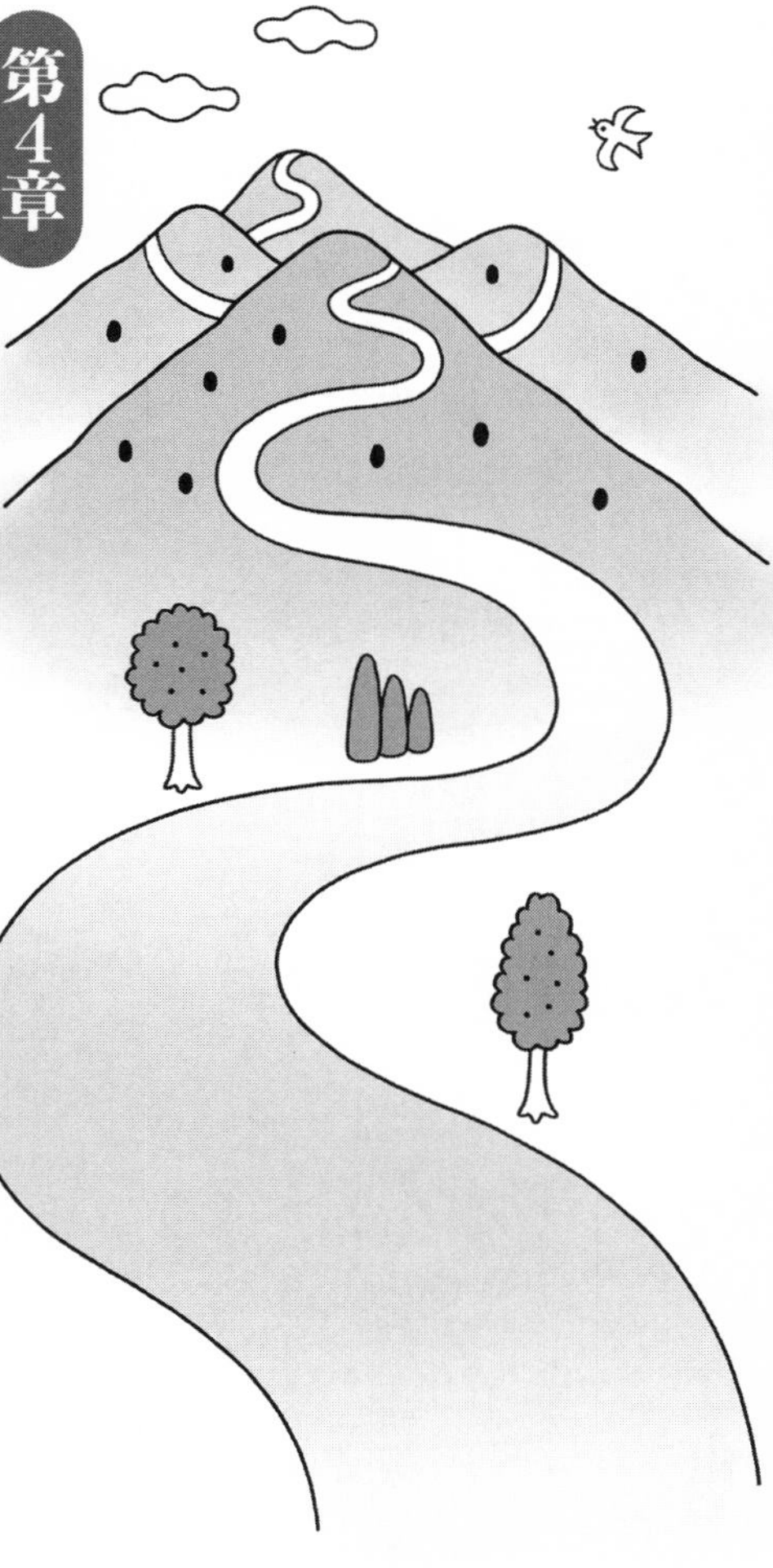

1 ウォーキングをする時間帯はいつがいい？

朝か夕方か、食前か食後か

体温が高い夕方に歩くほうが運動効果が大きい

まず前提として、ウォーキングは、しないより、したほうがいいことは当たり前です。

では、歩く時間帯は何時にすればいいでしょうか。金鉉基《キムヒョンギ》氏らの研究によると、朝よりも体温が高い夕方に歩くほうが運動効果がより大きいようです。

この研究では、適度な運動（最大酸素摂取量の60パーセント程度の運動）を9～11時のあいだに行う群と、16～18時のあいだに行う群とを比較すると、次ページの図のように連続血糖モニターでは夕方歩くほうが1日を通して低いという結果が得ら

夕方歩くほうが1日を通して血糖値は低い

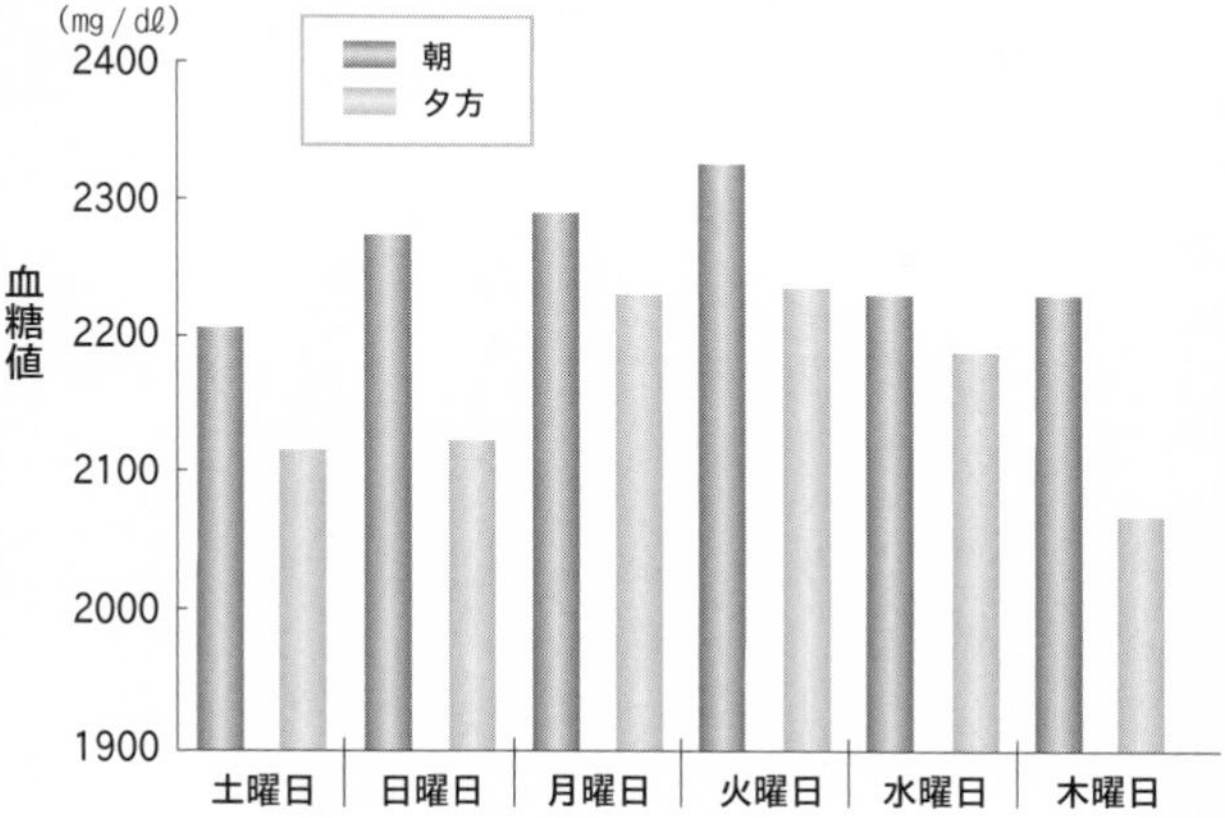

出所）「フロント・エンドクリノール（ローザンヌ）」（2022年）

れています（「フロント・エンドクリノール（ローザンヌ）」2022年）。

また、この研究では、冠動脈疾患の危険因子の一つである中性脂肪と、善玉コレステロールの比率もみています。

その結果、夕方に運動したほうが、この比率も低いことがわかりました。

そのメカニズムですが、中性脂肪値が高くなると、消化酵素リパーゼなどの活性が弱まり、小腸で吸収された中性脂肪を運ぶタンパク質（リポタンパク）であるカイロミクロンを分解することができなくなって、善玉コレステロールをつくりにくい状態になります。善玉コレステロールが減少すると、逆に悪玉コレステロールが増えるため動脈硬化が進んでしまうのです。

これらの結果から、「朝歩くか、夕方歩くか」といえば、夕方に運動したほうがいいといえます。

高齢者は食前は血栓ができやすく、食後は転倒しやすい

次に、食前か、食後かという問題です。これは個人の体の状態によって選択していただければと思います。

まず、食後の運動が適しているタイプですが、これは糖尿病あるいは糖尿病予備軍の人です。とくに、1日で血糖値が最も上がりやすい朝食後に運動すれば、「食後高血糖」を改善できます。

たとえば、朝食を食べたあとの通勤や通学で、おおむね30分〜1時間程度歩く

のがおすすめです。家事をしている人の場合は、朝食後の後片づけ、掃除、洗濯などで体を動かすといいでしょう。

次に、食前の運動が適しているタイプですが、糖尿病の心配のない健康な人で、おもに脂肪を減らすダイエット目的の場合におすすめします。食前の空腹状態で運動をすると、脂肪を使いやすくなるからです。

一方、食後は、血糖値が高い状態になっています。この状態で運動をすると、手っ取り早く血糖（グルコース）からエネルギーを得ようとして脂肪を使いにくくなるため、ダイエット効果が少なくなります。

ただ、高齢者の場合は、とくに注意してほしいことがあります。

食前の運動ですと、早朝は自律神経の不安定さから血圧が不安定だったり、血液が固まりやすかったりして、血栓ができやすいことが心配です。

一方、食後の運動の場合には、消化のために胃腸への血流が増えて「食後低血圧」という状態が起こりやすく、しばしば意識消失や転倒の原因になります（これについては、第5章でくわしく述べます）。

そこで、**高齢者がどうしても、朝、ウォーキングをしたいという場合は、朝食前なら「起床後1時間程度」たってから、朝食後なら「食後1時間程度」たってから行う**のが無難です。

夕方にウォーキングを行う場合には、夕食前であれば問題ありません。食後に行う場合には、食後低血圧に気をつける意味で、夕食後1時間程度たってからウォーキングを始めるようにしましょう。

今回紹介したような、「時間」を視点に入れた食事と運動の考え方は、「時間代謝学」と呼ばれます。

2 まずは歩いてみよう

まずは「ニコニコ歩き」から始めよう

歩幅は「身長－100センチメートル」くらい

「どんな方法でも、歩けばいいんでしょう」と言う方がいますが、あまりにまちがった方法でウォーキングをすると、逆に足腰に余分な負担をかけることになり、長続きしない場合があります。正しいウォーキングをしてこそ、気分がすっきりするのです。そこで、私が提唱している「ニコニコ歩き」をお教えしましょう。

《やり方》

①肩の力を抜いて、背筋を伸ばし、胸を張ります。

②あごを軽く引いて、目線はやや遠くをみるようにします。
③ひじを軽く曲げ、前後に大きく、ゆっくり振ります。
④腰の高さは、上下、前後、左右にぶれないように、一定に保つよう心がけましょう。
⑤足全体を地面につけて、ひざを伸ばし、つま先で地面を蹴り出すように歩き、かかとから着地します。

歩幅はなるべく広くとることがおすすめですが、あまり無理をしても姿勢が乱れます。おおまかな目安は、「身長－100センチメートル」くらいです。1日1回30分以上で、週3日以上を目標に続けてみてください。

大事なのは、**息がはずんでもニコニコしながら楽しく歩けること**です。あまり神経質に考える必要はありません。自分にあった方法で長続きさせることが最も大切です。

［ニコニコ歩き］

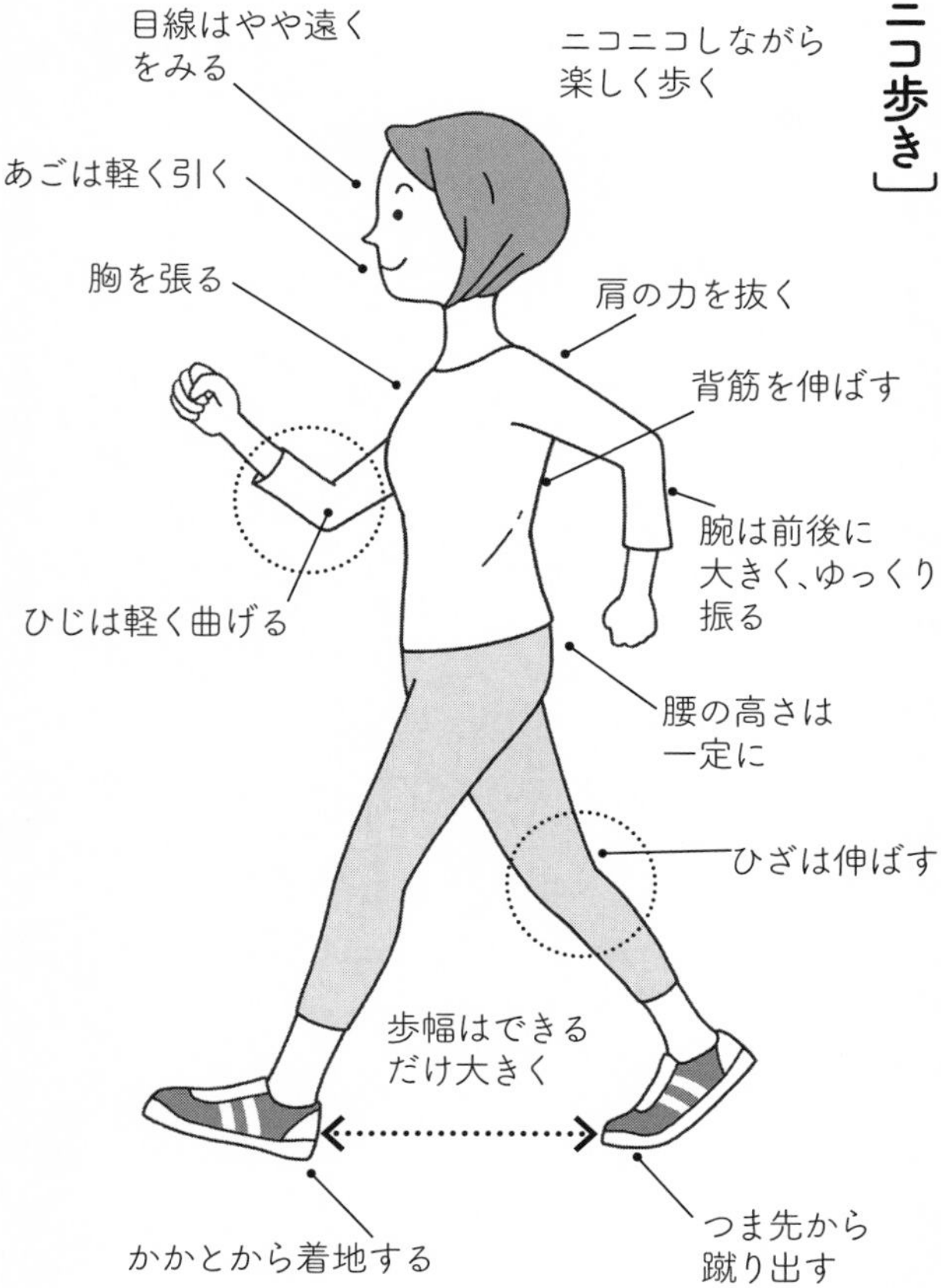

目線はやや遠くをみる
ニコニコしながら楽しく歩く
あごは軽く引く
胸を張る
肩の力を抜く
背筋を伸ばす
腕は前後に大きく、ゆっくり振る
ひじは軽く曲げる
腰の高さは一定に
ひざは伸ばす
歩幅はできるだけ大きく
かかとから着地する
つま先から蹴り出す

3 ウォーキング実践編・初級

「ニコニコ歩き」を毎日の習慣にしよう

「ニコニコ歩き」は最大酸素摂取量の50パーセントに相当

私が提唱するニコニコ歩きは、科学的には最大酸素摂取量を目安にします。最大酸素摂取量を測定するには、直接法と間接法があります。

直接法は、自転車エルゴメーター（自転車こぎ運動をすることで評価をする器具）やトレッドミル（ベルトに乗って歩いたり走ったりする装置）などを使い、最大のパワーで運動して呼気ガスを収集します。それを分析し、1分間に体内に取り込まれる酸素の最大摂取量（VO_2max、ブイオーツーマックス）を算出します。

男性30歳の平均値は体重あたりで40㎖／kg／分程度ですが、エリート長距離選手では90㎖／kg／分にも達するといわれます。

一方、間接法は、心拍数や運動負荷などから簡単に最大酸素摂取量を推定します。**ニコニコ歩きの運動ペースは、心拍数や血圧が危険なほど上昇せず、疲労物質である乳酸もほとんど蓄積しない運動強度**です。

これを間接法で評価すると、最大酸素摂取量の50パーセントに相当する運動強度になります。

ニコニコ歩きの運動ペースの計算式は、心拍数（脈拍数）で推定することができ、「138－（年齢÷2）＝拍／分」になります。たとえば、50歳の人であれば、「138－（50÷2）＝113拍／分」となります。ざっくりいえば、**ニコニコ歩きは、息ははずむけれど会話ができる程度**といえます。心拍数（脈拍数）は個人差がありますので、あまり気にする必要はありません。ぜひ試してみてください。

一つ補足すると、ニコニコ歩きを習慣化しても、やめるとすみやかに元にもどるというデータを発表されている先生もいます。〝継続は力なり〟ですね。

4 ウォーキング実践編・中級

さまざまなウォーキングの方法

そのほかのウォーキング法を、二つ取り上げておきましょう。

科学的根拠に基づくインターバル速歩

「インターバル速歩」とは、現在も長野県で活躍されている信州大学の能勢《のせ》博先生によって、科学的根拠に基づいて提唱されたウォーキング法です。

《やり方》

①視線は約25メートル先のやや斜め下をみて、背筋を伸ばします。
②ひじは90度に曲げて腕を前後に大きく振ります。

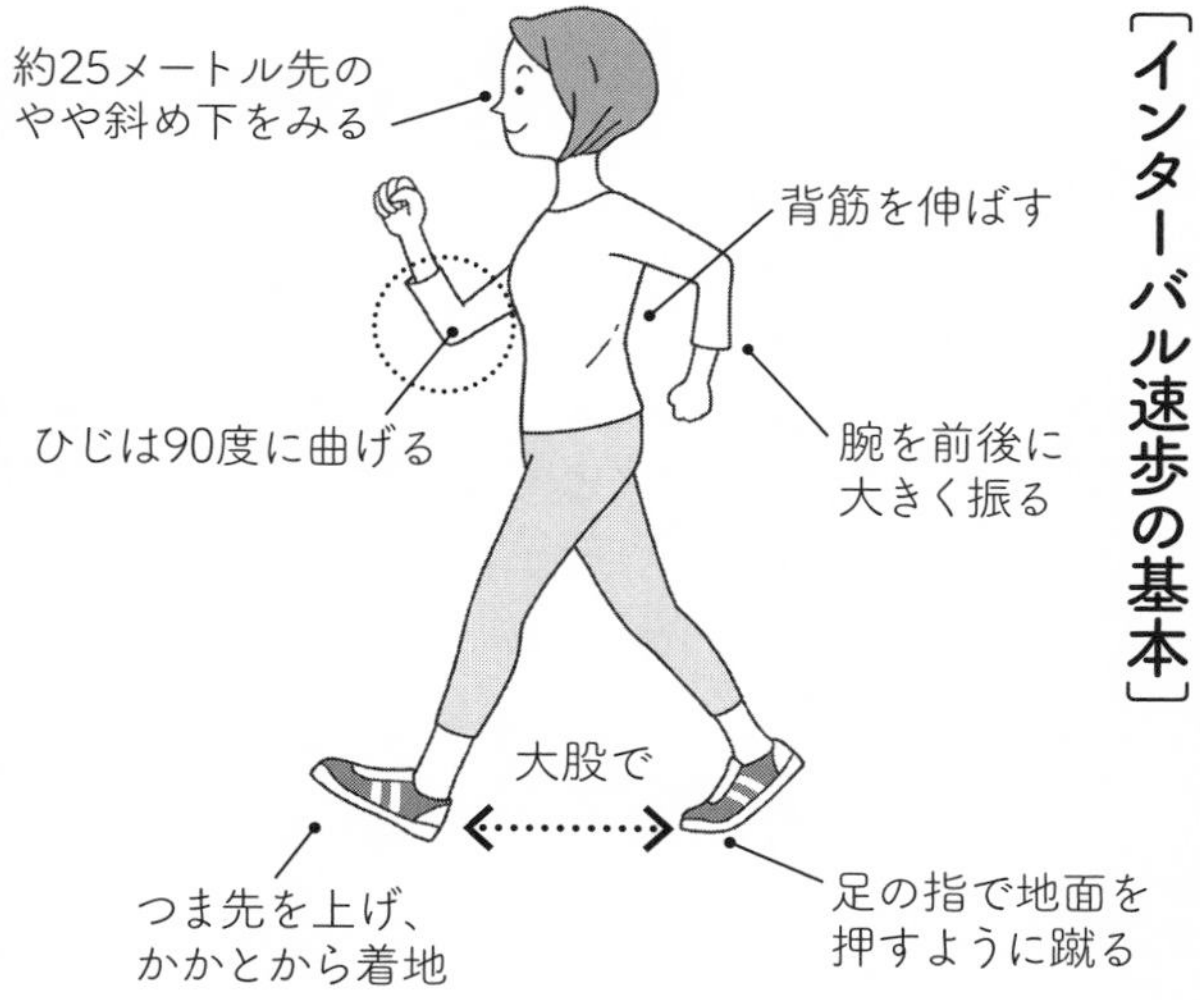
［インターバル速歩の基本］
約25メートル先の
やや斜め下をみる
背筋を伸ばす
ひじは90度に曲げる
腕を前後に
大きく振る
大股で
つま先を上げ、
かかとから着地
足の指で地面を
押すように蹴る

③足は、つま先を上げて、かかとから着地します。蹴るほうの足は、足の指で地面を押すように大股で歩きます。

3分間の「息がきれるくらいの速歩」（さっさか歩き）と、3分間の「ゆっくり歩き」を1セットとし、1日5セット（30分）以上、週4日以上を目標にして行います。

少し速足のパワーウォーキング

「パワーウォーキング」は、心臓移植

手術を経験したドイツの元競歩選手ハートヴィッヒ・ガウダー氏によって考案された歩き方です。これは心拍数を基準にして、通常のウォーキングよりもダイナミックな腕の動きと、少し速足くらいの歩行速度で歩くウォーキング法です。

最大心拍数は「２２０－年齢」で求められますが、**パワーウォーキングでは、最大心拍数の60〜75パーセントを維持するように歩きます**。

50歳の人ですと、最大心拍数は２２０－50＝１７０ですから、１７０×０・６＝１０２回／分〜１７０×０・75＝１２７・５回／分となります。１日１回30分以上で、週３日以上を目標に続けてみてください。

同じ50歳であてはめたニコニコ歩きでの運動ペースが１１３拍／分（１５７ページ参照）ですから、ニコニコ歩きはこの運動のちょうど中間あたりの強度になりますね。ただ、前述のとおり、ニコニコ歩きの場合は息ははずむけれど会話ができる程度という点がポイントですので、心拍数（脈拍数）にあまりこだわる必要はありません。

5 ウォーキング実践編・上級

「俳句ウォーキング」で認知機能を維持する

人間が人間らしくあるのは「前頭前野」のおかげ

私は、認知機能を維持するためには、何かをしながらウォーキングをすることがいいと考えています。一般的に「デュアルタスク」といわれる方法で、認知機能の維持によいといわれているものです。

私が住んでいる愛媛県松山市は、母校の前身でもある旧制松山中学から正岡子規、中村草田男《くさたお》らをはじめとして、名だたる俳人を輩出した〝俳句の町〟でもあります。

俳句は「5文字・7文字・5文字（5・7・5）」でつくられ、季語をふくむ短い

前頭前野が活性化されると頭の回転がよくなる

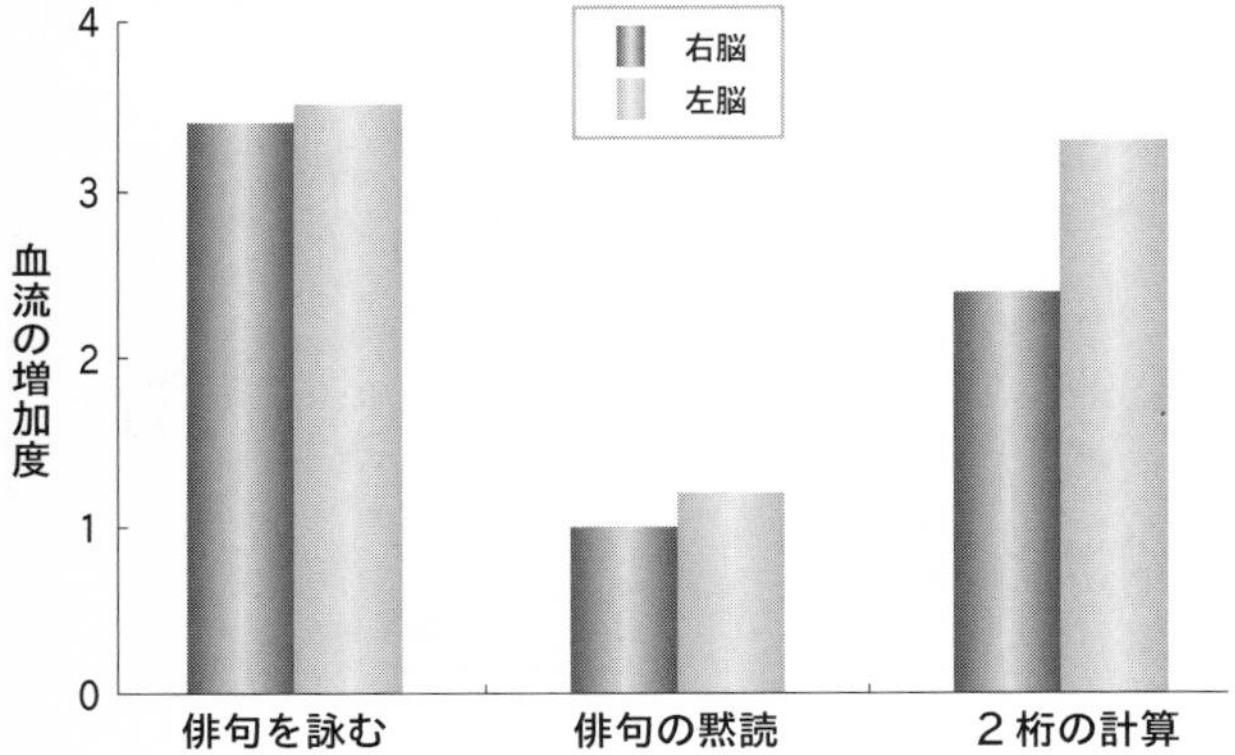

注）縦軸は、俳句の黙読（右脳）を「1」としたときの、ほかの場面の血流の増加度を示す。

言葉を紡《つむ》ぎながら奥深い世界を表現できる日本ならではの定型詩です。

以前、松山市で行われた研究では、俳句を詠《よ》む作業は、俳句の黙読や簡単な計算より、脳の前頭前野の血流が促進されることが確かめられています。

前頭葉は、脳の前方に位置し、短時間だけ情報を保持し、同時に処理する能力であるワーキングメモリーに関与しています。

とくに人間では、前頭葉の前頭前野という場所が非常に発達していて、そのため、「人間が人間らしく」あることができるといわれています。

俳句を詠むことで前頭前野が活性化されると、頭の回転がよくなり、日常生活すべてに前向きの影響をおよぼすことにつながっていくのです。

ウォーキングと俳句とのダブル効果

第1章でも紹介しましたが、アメリカの臨床研究では、週3回のウォーキングをする人は、脳の記憶中枢である海馬の体積が2パーセント以上増加し、記憶力の改善もみられたと報告されています（「ピー・エヌ・エイ・エス〈アメリカ科学アカデミー紀要〉」２０１１年）。

また、別の研究では、週3回のウォーキングで認知機能のリスクが33パーセントも下がったという報告もあります。

そこで、ウォーキングと俳句とのダブル効果によって、認知機能の改善が期待できるのが「俳句ウォーキング」です。

私は以前、松山市で15〜55歳の男女12人（男女比不明）の参加者に市内の句碑をめぐる「アンチエイジング俳句ウォーキング」を実践してもらい、非常に好評を博しました。

みなさんもウォーキングをしながら、一句ひねってみてはどうでしょう。

6 転倒に気をつけよう

高齢者にも安全な「ノルディックウォーキング」

全身の90パーセントの筋肉を意識して使う

最近、「ノルディックウォーキング」という言葉をよく耳にします。

ノルディックウォーキングとは、2本のポール（スティック）を使って全身の90パーセントの筋肉を動かす歩行運動として考えられたものです。

ポールを使うので、ひざや腰への負担も軽減されますし、歩く際の転倒の心配も少ないことから、高齢者にはおすすめです。

ポールは専用のものをスポーツ用品店で購入できます。ポールの長さは、地面についたときに、手首がおへその高さになるくらいのものを使うといいでしょう。

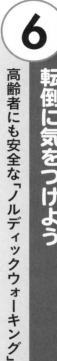

ポールを使った歩き方にはいろいろありますが、一般的に次のような方法がおすすめです。なお、ポールから手がはずれないように、必ずストラップを装着しましょう。

①グリップを握らずに、腕はだらんと下ろし、ポールを引きずりながら歩きます。

②ひじは伸ばしたまま、自然に腕を振ります。前に出した腕を下げるとき、ポールを後ろに押すようにして体を前方に押し出します。

愛媛県は、全国でも有数の高齢化が進んでいる県です。さらに、健康寿命がワースト10に入ったり、心不全の死亡率も全国1位を記録したり、健康に関してはあまりよくないイメージがあります。だからこそ、ノルディックウォーキングがますます広まるといいなと思います。

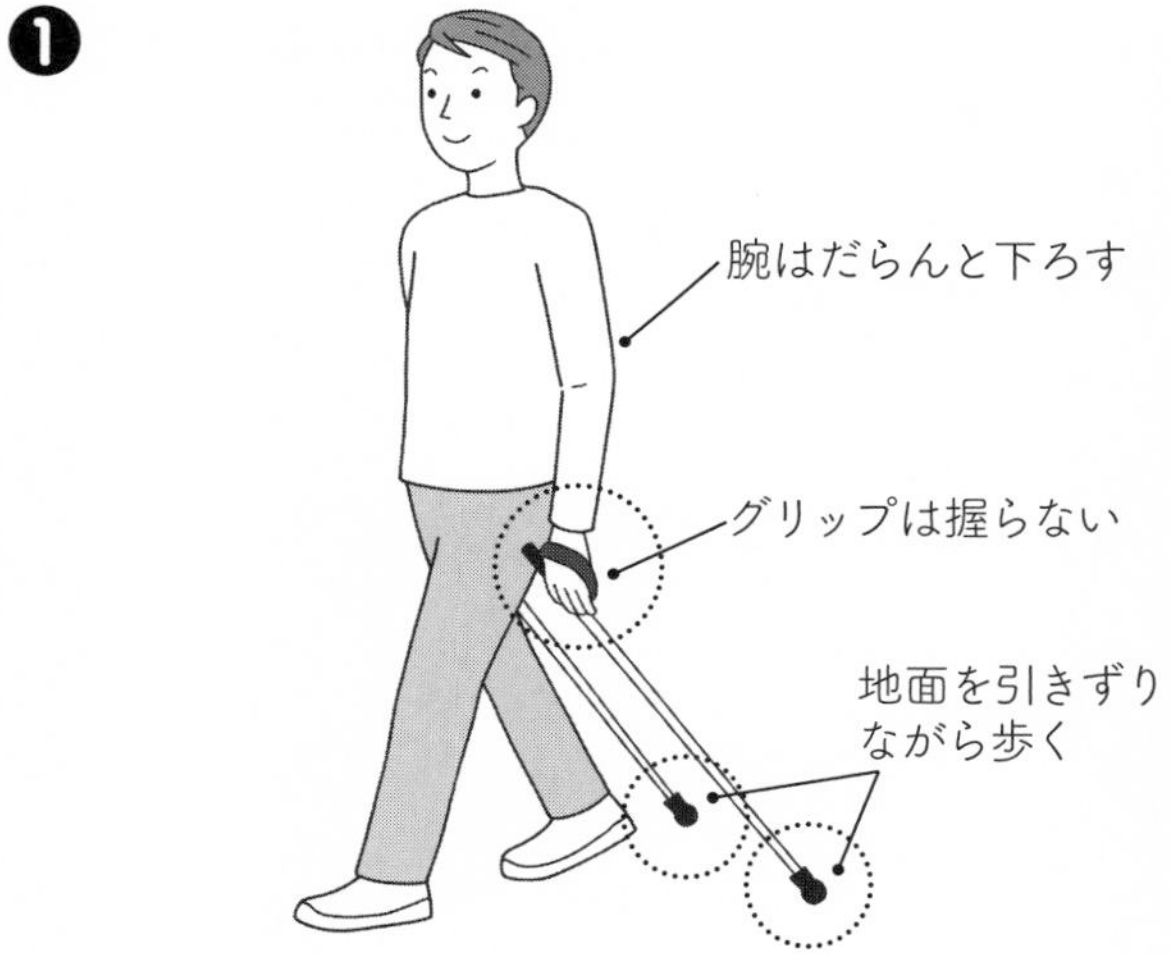
❶
腕はだらんと下ろす
グリップは握らない
地面を引きずり
ながら歩く

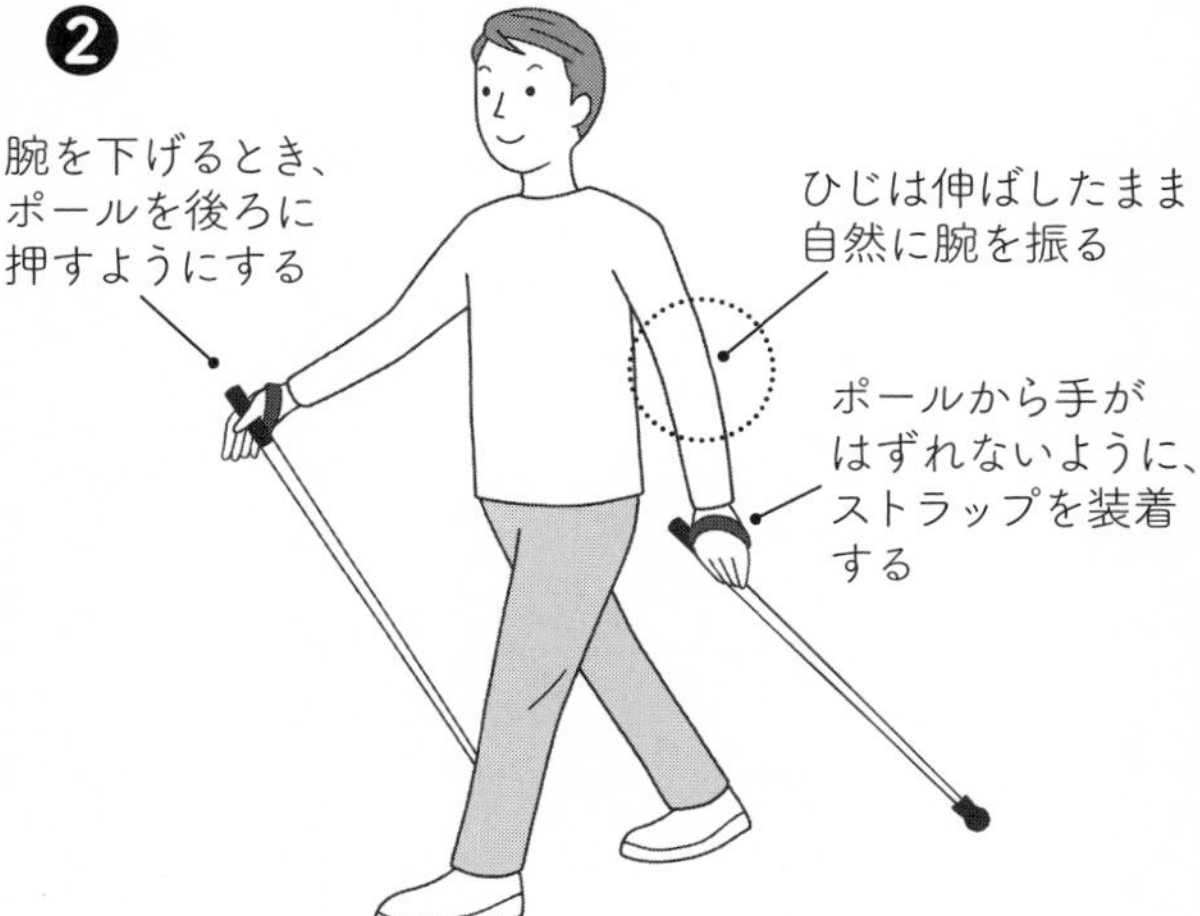
❷
腕を下げるとき、
ポールを後ろに
押すようにする
ひじは伸ばしたまま
自然に腕を振る
ポールから手が
はずれないように、
ストラップを装着
する

第5章

百歳まで自分の足で歩くための習慣

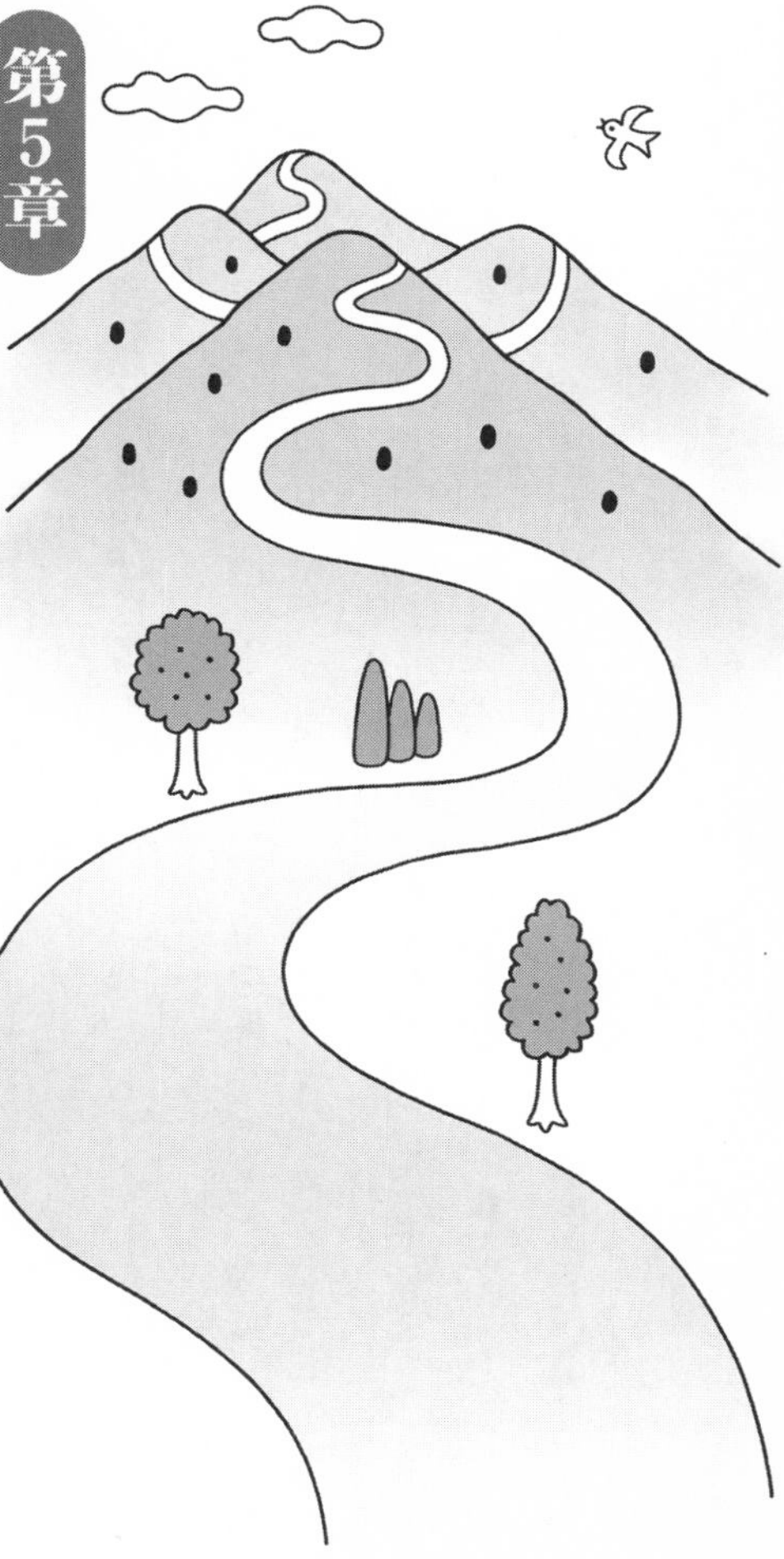

1 歩く前に姿勢をチェックする

前かがみになっていると一つもいいことはない

前かがみの姿勢は腰痛やひざ痛を招く

まず、歩く前に、鏡やスマートフォンで写真を撮るなどして、自分の姿勢をみてみましょう。

たとえば、前かがみになって、うつむきがちに歩いているとしたら、せっかくウォーキングをがんばっても意味がありません。首や腰に負担がかかり、首のこりや腰痛を招いてしまい、最後はひざまで痛めて継続がむずかしくなるかもしれません。

逆に、腰を反りすぎて歩く場合にも、腰を支える腹筋をあまり使わないため疲れやすく、腰に負担がかかって腰痛になりやすくなります。

一般には、**壁に背中をつけ、頭も壁につけてまっすぐ立った場合に、腰にこぶし1個程度の隙間ができるのが理想的**とされます。

最近はだいぶ少なくなりましたが、私が小学生のころには、高齢女性が腰を曲げて前かがみになって歩いている姿をよく目にしました。当時、学校の先生にその理由を聞いたことがあります。

すると、「あのおばあちゃんの腰が曲がっているのは、一生懸命、畑仕事をしたからなのよ」と説明されました。

一生懸命、畑仕事をしたということに関しては、否定するものではありません。じつは、このような状態になる女性の多くが、「老人性脊柱後弯症《せきちゅうこうわんしょう》」（脊椎が異常に曲がって猫背になっている状態）といって、多くは閉経後、骨粗鬆症になって圧迫骨折をしたために、背骨が後ろに大きく曲がった状態になっているのです。

「円背《えんぱい》」あるいは「亀背《きはい》」などと呼ばれ、ひどい場合には痛みをともなうこともあります。あまりにひどいと、嚥下《えんげ》障害（のみこみの悪さ）や呼吸不全が出たりして、死にいたる可能性があります。

前かがみになっていたら背筋を鍛えよう

先日、高齢者の脊柱後弯症の研究で有名な秋田大学整形外科の宮腰《みやこし》尚久先生の講演をお聞きする機会がありました。

宮腰先生の研究によると、高齢者の脊柱後弯症の原因には、骨粗鬆症性の椎体《ついたい》（胸骨）骨折に加えて、背筋力の低下もあるそうです。これを予防するには、運動療法による背筋力の維持・強化が必要とのことでした。

背筋力が低下して、脊柱後弯が増強すると、椎体の前のほうに負担が集中することにより骨折が生じやすくなります。

そこで、**適度な背筋運動により、脊柱後弯の増強を防ぐことで椎体骨折の抑制につながる**と考えられています。

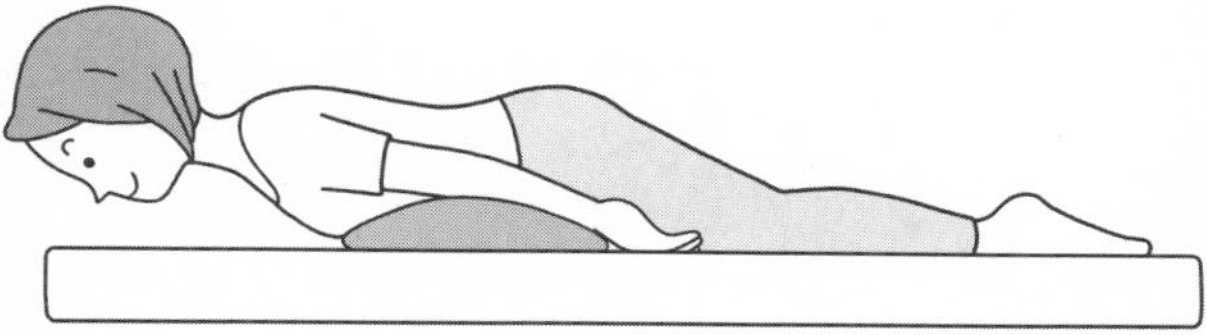

4カ月ほどがんばれば明らかに背筋力が増強する

これを予防する方法を紹介しましょう。

具体的には、上図のように、うつぶせ（伏臥位《ふくがい》）になって、お腹の下に枕を入れて体幹を持ち上げ、5秒間維持する動作（等尺性《とうしゃくせい》背筋運動といいます）を1日10回、週に5回行うようにします。

宮腰先生の研究では、**4カ月ほどがんばれば、明らかに背筋力が増強し、生活の質も改善する**そうです。

みなさんも歩く前に姿勢をチェックして、もし前かがみになっていたら、無理のない範囲で背筋を鍛えるようにしましょう。

2 歩く前に血圧をチェックする

定期的な血圧測定を習慣づける

降圧薬を飲んでいない人は起床時のみのチェックで十分

ウォーキングは、運動のなかでも危険性が比較的低いものです。でも、普段、運動習慣がほとんどない人が歩く習慣をつけようとする場合には、可能であれば、循環器的に問題がないかどうかを一度チェックしておくとよいでしょう。

完璧を期するためには、体力測定に加えて、運動負荷試験を行い、運動中の血圧や心拍数、心電図などの循環動態の変化を把握しておきます。ただし、本書で紹介している、「歩く」だけのダイエットを行うときには、そこまで厳密に測る必要はなく、最低限、家庭で血圧測定を行いましょう。

日本高血圧学会は、家庭血圧を測定するときには、起床時と就寝前（寝る直前）の測定を推奨しています。でも、降圧薬を飲んでいない人が歩く前の血圧チェックをするだけでしたら、起床時のみのチェックで十分だと思います。

起床後1時間以内にトイレをすませ、食事前に2回測定してください。2回の平均で、おおむね収縮期血圧（上の血圧）が140㎜Hg未満、拡張期血圧（下の血圧）が90㎜Hg以下であれば、ウォーキング前の準備としては問題ないでしょう。

一つでも超えたらだめというわけではありませんが、とくに**上の血圧が140㎜Hg以上であった人は、定期的な血圧測定を習慣づける**ことをおすすめします。

高血圧症は歩行時の転倒リスクにも影響をおよぼす

アメリカ心臓病学会が発行する「アメリカン・ジャーナル・オブ・カーディオロジー」（2003年3月）に、高血圧の患者さんは、バランス能力が大幅に低下すると報告されています。イスラエルのテルアビブ大学で行われた研究によると、平均年齢78歳の高血圧の患者さん12人（男性4人、女性8人）と、同じ平均年齢78歳の正常血圧の12人（男性5人、女性7人）とで、バランス能力に関するテストを行いました。

具体的には、体が傾いたり転びそうになったりしたときに、反射的に体に力を入れたり、手足を出したりして、転ばないようにする機能の「姿勢反射」をみる「プルテスト」や、歩行速度、椅子からの立ち上がり、および方向転換の機能を評価する「タイムアップゴーテスト」などをやってもらったところ、高血圧の患者さんでは、正常血圧の人よりも悪いという結果が明らかになったのです。

つまり、高血圧症は心血管疾患につながるだけでなく、**高齢者の場合には、生活の質と自立にとても重要なバランス能力や、歩行時の転倒リスクなどにも影響をおよぼす**のです。

みなさんも、ご自身の血圧の目安を知る目的で、歩く前の血圧と歩いたあとの血圧を測定する習慣をつけておくことをおすすめします。

3 歩くときには日光を浴びる

ビタミンDの活性化で骨粗鬆症を予防

ビタミンDは唯一、人の体内でつくることができる

骨粗鬆症を予防するため、まず食品としてビタミンDを適切にとることがすすめられます。

ビタミンDが豊富にふくまれる食品として、キノコ類、青魚類があります。とくに、天日干し《てんぴぼし》したキノコには、ビタミンDの前駆物質（ある物質が生成するその前の段階の物質）のエルゴステロールが多くふくまれているので、後述する紫外線の働きによってビタミンDへと変わります。

青魚類は、ビタミンDばかりでなく、ＥＰＡ（エイコサペンタエン酸）という成分

も多いので動脈硬化の予防にもなります。一石二鳥ですね。

ビタミンDは、数あるビタミンのなかでも唯一、人の体内でつくることができるビタミンです。ビタミンDの原料には、現代では悪者として扱われることの多いコレステロールが使われています。

第2章で、「日光を浴びるべき」とお話ししましたが、日光、**とくに紫外線を浴びることで「活性化ビタミンD」が生成され、食事で摂取したカルシウムを腸管から吸収する手助けをして骨を強くする**ことに役立ちます。

毎日20分程度は紫外線を浴びよう

日光に当たる時間については、以前は、「直接、日光に当たらなくても窓越しでもいいですよ」と説明していましたが、最近は少し変わってきました。じつは、肌の老化予防には紫外線は大敵であるため、車や家屋の窓ガラスにはしっかりと紫外線をカットするものが増えています。

そこで、骨を強くするためには、木陰でもいいので「屋外に出ましょう」と説明しています。屋外に出る時間ですが、これは紫外線の強さにもよりますので一概にはいえません。**昼間の時間帯に、日陰に20分程度いるだけでも、地面や建物で反射した紫外線を浴びることになり、いい効果が得られる**かと思います。

このようにして、体で必要とされるビタミンDを、食事と紫外線によって皮膚でつくることが望ましいのです。

ビタミンDは、そのほかにも、筋肉の増強、転倒予防効果、免疫機能の増強効果などがあることが知られている大切なビタミンです。

ただし、ビタミンDは、脂溶性ビタミンであり、体に蓄積しやすく、水溶性のビタミンのように尿で排泄して調節することができませんので、とりすぎには注意しなければなりません。

薬でビタミンDをとる場合には、主治医に気をつけてもらうこともできますが、市販のサプリメントでとる場合には、ご自身で十分に注意してください。

4 歩くときにはサプリメントをうまく使う

楽しみなサプリメントが続々登場

NMNは老化を遅らせるためには有効

2020年のイギリスの雑誌「ネイチャー・レビューズ・ドラッグ・ディスカバリー」に、アンチエイジング効果を有する可能性の高い新たな候補物質が紹介されました。それは、「NMN」（ニコチンアミドモノヌクレオチド）というもので、私たちが歩く際のエネルギーにも重要な働きをしています。

NMNはあらゆる生物の細胞に存在していて、エネルギー代謝に必須物質であるNAD$^+$（ニコチンアミドアデニンジヌクレオチド）を増やすために必要な物質です。

NMNは、酵母や酵素の研究から発見されたビタミンB_3（ナイアシン）をもとに生

アンチエイジング効果の高い候補物質

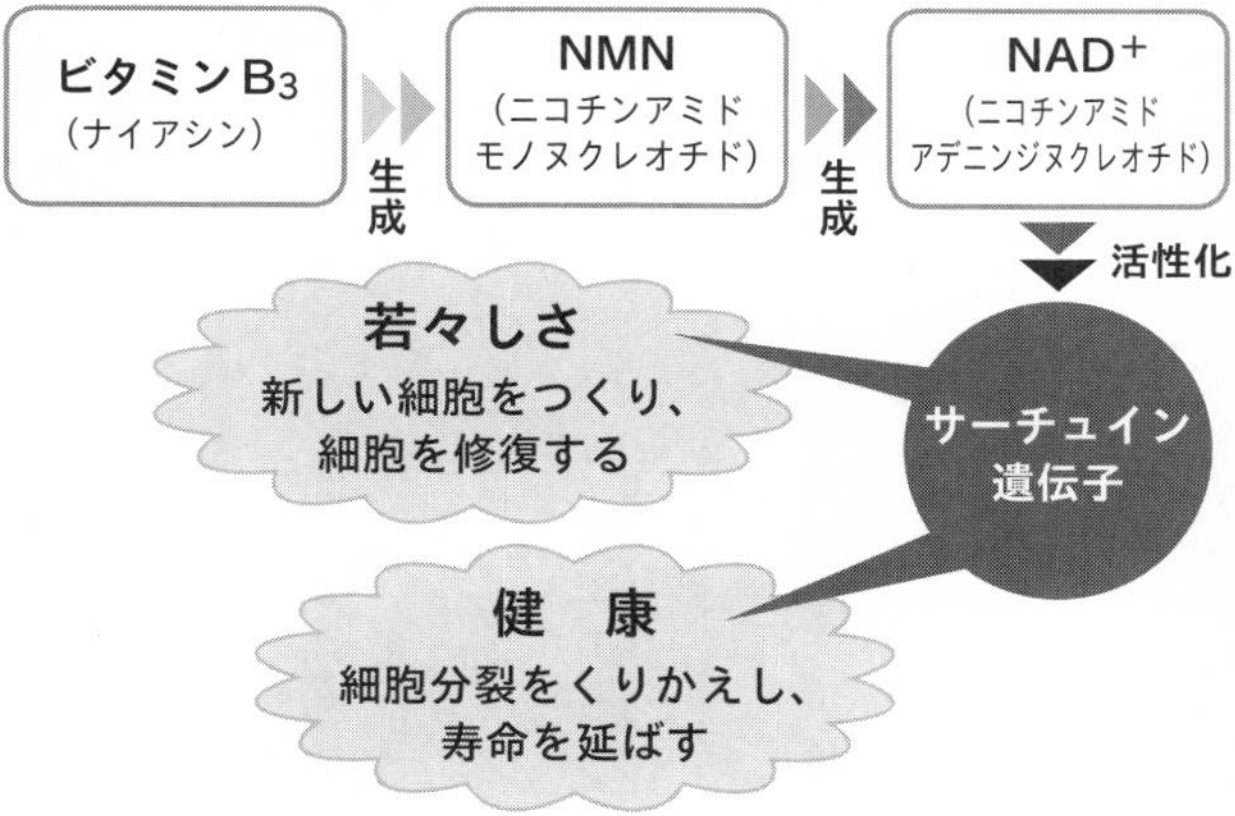

成されます。

ＮＡＤ$^+$は食事由来のビタミンB_3からできる経路と、トリプトファンというアミノ酸を材料とした産生経路があり、その中間物質としてＮＭＮがあります。

とくに私たち哺乳類では、ＮＡＤ$^+$の消費にともない、産生されるビタミンB_3が再利用されるサルベージ経路がＮＡＤ$^+$レベルの維持に非常に重要であるとされています。

仮に、食事由来のビタミンB_3を積極的に摂取しても、ＮＭＮへと変換する酵素が少ないと細胞内のＮＡＤ$^+$の上昇にはつながらないため、NMNをサプリメントとして摂取することが、老化を遅らせるには有効であると考えられています。ちなみに、NAD⁺は分子サイズが大きく、細胞膜を通過できません。そこで、NAD⁺に体内で変換されうるNMNを、サプリメントとしてとる必要があるのです。

NMNは〝エイジングケアの鍵〟

アメリカ・ワシントン大学の研究では、閉経後の高齢女性の糖尿病予備軍25人に、NMN（実薬）250ミリグラムまたはプラセボ（偽薬）250ミリグラムを10週間内服する、RCT（ランダム化比較試験）という方法で臨床試験を行いました（「サイエンス」2021年4月22日）。

結果の概要をまとめると、次のとおりです（平均年齢、平均体重、平均BMI）。

◉実薬群……62歳、89キログラム、33・7キログラム／身長（m）の2乗

◉偽薬群……61歳、87キログラム、33・4キログラム／身長（m）の2乗

10週後、実薬群では、インスリン抵抗性の改善（血糖値を調節する機能が改善）がありました。

このほかにも、**NMNはNAD^{+}を増やしますが、これが長寿遺伝子（サーチュイン遺伝子）の活性化のスイッチになっている**ことが判明しました。このため、**若々しく、健康的な体のコンディション維持に役立てる〝エイジングケアの鍵〟として注目を浴びています。**

NMNは食材からでも摂取はできますが、100ミリグラムのNMNを摂取するためには、アボカドで約60キログラム、ブロッコリーで約40キログラム、キュウリで約15キログラム、枝豆で5キログラム以上の摂取が必要です。これはとうてい無理な数値ですので、今後もサプリメントから目が離せません。

歩くことではどうでしょうか。先に紹介したニコニコ歩きを1日20～30分する

ことで、骨格筋、あるいは血液のなかでNMNの産生が高まるといわれています。ですから、どんどんニコニコ歩きをしましょう。脈拍でいえば、60歳の人ではおおむね110〜100拍／分くらいの運動になります。

今後のエビデンスが期待される「5-ALA」

そのほかに注目されているものとして、「ALA（アラ）」があります。なかでも、「5-ALA」（5-アミノレブリン酸）は、自然界に広く存在しているタンパク質をつくらないアミノ酸で、「遊離アミノ酸」と呼ばれる物質です。**5-ALAは体内で細胞や血液中に蓄えられ、エネルギーをつくりだす工場であるミトコンドリアの生産力を高めて老化を防止してくれる**働きがあります。

5-ALAは約90パーセントが体内で生産されており、量的には1日に1・6〜3・7ミリグラムつくられますが、ピークは20歳前後で、年齢とともに減少していきます。残りの10パーセントは食物などから摂取されています。

5-ALAの低下は、加齢だけが原因だけでなく、ストレス、喫煙、睡眠不足など生活の乱れも産生低下と関係しています。食物から得られる5-ALAは1日2ミリグラムとされ、含有量が多いのは、タコ、イカ、バナナ、ピーマン、ホウレン草などで、発酵食品にも多くふくまれています。

ですが、せっかく摂取しても、大半が尿から排出されます。もし、食物だけで必要量をとるとすると、ホウレン草なら1日12キログラム、ワインなら1日1リットルが必要です。

また、5-ALAは、育毛に役立つという研究も進んでいます。毛髪をつくる細胞の幹細胞のミトコンドリアが弱くなり、若いときほどエネルギーをつくれないことが薄毛の原因とされています。

5-ALAがクローズアップされるようになったのは、1990年代後半のことで、まだまだ歴史的には浅いですが、今後新しいエビデンスが出てくる可能性が考えられます。

5 歩くときはコラーゲンをとる

全身の若さを維持するタンパク質

ひざ関節痛の改善には栄養補給が不可欠

歩くときには、下肢の筋肉はもちろんこと、体幹の筋肉やひざ関節などが重要なことはいうまでもありません。ところが、高齢になると、多くの人が腰の痛み（腰痛）やひざの痛み（ひざ関節痛）に悩むようになります。

腰痛やひざ関節痛を放置すると、歩く機会が減って足腰の筋肉が衰え、やがて寝たきりになって要介護の状態を招く「ロコモティブシンドローム」（運動器症候群）におちいることもあります。

たとえば、ひざ関節痛の原因はさまざまで、関節軟骨や筋肉の衰えのほか、骨粗鬆症のように骨そのものが弱くなることが考えられます。

これらの改善には、運動療法や対症療法として薬物療法がありますが、栄養補給も欠かせません。

基本は毎日の食事をきちんととることですが、プラスアルファを求める人にはコラーゲンがおすすめです。ひざ関節痛対策の栄養といえばグルコサミンがよく知られていますが、**私がコラーゲンを推す理由は、骨や血管、肌、髪など、全身のあらゆる組織の若さを維持するのに役立つタンパク質**の一種だからです。

ひざ関節の軟骨をつくる低分子コラーゲンペプチド

コラーゲンは食事から補給しますが、第3章で述べたように、たとえば牛すじ肉や豚足などのコラーゲンは三重らせん構造をした繊維状の分子量が30万と非常に大きな物質ですので、そのまま食べてもうまく消化吸収できません。

そこで、熱を加えて調理し、牛すじ煮込みや豚足の角煮などの三重らせん構造をほどいた、分子量10万の「ゼラチン」というかたちで摂取します。

ですが、これでも、加齢とともに減少するコラーゲンをとるのはむずかしいのです。

ゼラチンをさらに酵素分解して、アミノ酸が二つくっついた「ジペプチド」、または三つくっついた「トリペプチド」という、分子量1000程度の「低分子コラーゲンペプチド」で補給すると効率がいいことが、近年わかってきました。

144ページの図にあるように、**低分子コラーゲンペプチドは小腸で吸収され、血液中で5時間以上循環します。そのあいだに、ひざ関節の軟骨をつくる指令を出すなどして、関節痛などの症状を改善する**ことがわかっており、新たな栄養素として考えるむきもあります。

低分子コラーゲンペプチドは、関節痛の改善以外にも、細胞を活性化させ若さを保つ、強くしなやかな骨をつくる、血管年齢が若返る、高血圧や高血糖を正常化へ導く作用などが示唆されています。

6 歩く前の食事は腹八分目に

歩くのは食後1時間ほどたってから

高齢者はカロリーカットで認知症を発症する

「腹八分目に医者いらず」という格言があります。

実際、アカゲザルを使った実験で餌《えさ》を半分にすると長生きする、というデータがあります。この研究で使われたアカゲザルは10歳とのことですから、人間にたとえれば、おおむね中高年の年齢にあたります。

少なくとも中年期には、腹八分目を心がけることが健康長寿には重要であると考えられます。

ちなみに、最近の研究によると、高齢者の場合、あまり極端なカロリーカットはしないほうが認知症予防になる可能性が報告されています。

もう一つ重要なのが、**「食後低血圧」という現象**です。高齢者が増加するにつれて、医療現場では日常よく遭遇するようになったのですが、とくに、**高齢者施設などでは、昼食時に座ったまま気を失う患者さんが多い**のです。

食後低血圧は年齢に関係なく起こる

食後低血圧は、その名のとおり、食事のあとに急激に血圧が下がることによって生じる症状です。食事をすると消化吸収のため、胃腸を動かすエネルギーとして、胃腸に向かう血液が大量に必要になります。

これに対して、体は、心拍数を高めたり、血管を収縮させたりなどの反応で対処しようとします。しかし、高齢であったり、自律神経の調節が異常になったりする（飲酒もふくむ）と、十分な対応をとることができません。

そのため、頭に流れる血液量が少なくなることが一因と考えられます。典型的な症状は、めまいやふらつきなどですが、前述したように、高齢者では気を失うこともあります。

立っているときにこうした現象が起こると、転倒して頭を打撲したり、骨折したりするなどの大ケガにつながることもあるので、とくに注意が必要です。

これは高齢者だけではなく、若い人にも起こる可能性があります。私は飛行機のなかで、20代の男性が食後（飲酒後）、トイレに行くために席を立った瞬間、急激な低血圧で転倒した事例に遭遇したことがあります。一般に、食後30分〜1時間のあいだがとくに要注意です。

そこで、**歩く前の食事は腹八分目にして、食後1時間以降に歩くようにするとより安全**だと思います。

7 歩くときは心拍数をチェックする

かくれ甲状腺機能の異常に注意

甲状腺の疾患は自律神経の乱れにつながる

歩きはじめる前に、一度は心拍数をチェックしましょう。

通常は、心拍数と脈拍数は一致します。ただ、心臓が本来のタイミング以外で収縮を起こす期外収縮の際には、腕まで血流の振動が届かず、脈拍欠損という現象が起こることがあります。いずれにしても、心拍数は脈拍数に置き換えることができるので、家庭用血圧計で測定することが可能です。

血圧については前に紹介しましたが、一緒に脈拍数もチェックすれば一石二鳥です。安静時の脈拍が60～80回／分であれば、ウォーキングに問題ありません。

でも、100回／分の場合には頻脈《ひんみゃく》、50回／分未満の場合には徐脈《じょみゃく》と呼びますので、循環器内科などを受診して原因を突きとめておいたほうがよいでしょう。

食後低血圧でもお話ししましたが、心拍数を調節するためには自律神経が非常に大切な働きをします。甲状腺ホルモンには、自律神経（交感神経）を活発にする働きがあります。甲状腺とは、頸部ののどぼとけの下にある器官で、甲状腺ホルモンの生成・分泌を行う臓器です。

甲状腺ホルモンは体の代謝を調節するホルモンで、心拍数の調節、体温調節、発汗調節などを担っています。自律神経のなかでも、交感神経を活性化させる役割があり、自律神経機能と甲状腺機能には密接な関係があるのです。甲状腺の疾患があると、自律神経の乱れにもつながります。

甲状腺機能低下症は全身の代謝の低下を招く

よく知られているバセドウ病は、甲状腺ホルモンの分泌が高すぎる（甲状腺機能亢進症）状態で、安静時の心拍数が高くなり頻脈になります。**甲状腺ホルモンの分泌量が多すぎる場合は、交感神経も活性化しやすくなり、自律神経失調症とよく似た症状が現れます**。

一方、徐脈になる場合は、甲状腺機能低下症がかくれているかもしれません。中年以降の女性では、とくに「橋本病」（慢性甲状腺炎）にかかる率が高く、この症状は成人女性の10人に1人程度みられます。橋本病の一部には、甲状腺機能低下症を示すことがあり、この場合には徐脈をきたすことがあります。ちなみに、橋本病の疾患の男女比は1対20といわれ、女性に圧倒的に多い病気です。

そのほか、全身の代謝が低下しますので、気力が低下する、疲れやすい、全身のむくみがあるなどの症状が現れます。

甲状腺機能低下症では、内服による甲状腺ホルモンの補充療法が必要な場合があるので、適切な医療機関にかかりましょう。

8 歩くと血糖値が変動する

血糖値スパイクの予防でＡＧＥｓをためない

ＡＧＥｓは血管の硬化をどんどん進める

最近の研究によると、血糖値の急激な上昇は、老化促進物質の一つである「終末糖化産物」（ＡＧＥｓ）を増やすことがわかってきました。

まず、ＡＧＥｓについて説明しましょう。

体のなかの血糖値が高い状態が続く状態、たとえば糖尿病などがあると、血糖（血液中のグルコース）とタンパク質がくっついて化合物をつくります（アマドリ化合物といいます）。

糖尿病で通院中の人や、特定機能健診（メタボ健診）を受けたことがある人はご存じかもしれませんが、血糖のコントロール状況をみる検査値としてHbA1c（ヘモグロビンA1c）があります。

これはまさに糖とヘモグロビンというタンパク質がくっついた「糖化」の状態をみているのです。血糖が高いほどヘモグロビンとくっつきやすいので、検査でHbA1cが高い場合は、「ここ1〜2カ月の血糖値が高い」と診断されます。

この**糖化の状況が長く続くと、たとえば血管の壁をつくるコラーゲンのようなタンパク質に糖化物質が蓄積して、やがて変性し、もはや分解できないAGEsになります。**

AGEsは血管の硬化をどんどん進めていきますので、脳心血管系疾患の原因になったり、認知症を進めたりする原因になります。最近の研究によると、AGEsは血糖が高くなること以外の原因でも増えることがわかってきました。

たとえば、お酒の飲みすぎです。お酒はアルコールですから、体に入ると肝臓のADH（アルデヒド脱水素酵素）などで分解されます。分解されてアセトアルデヒドという物質ができたとき、そのなかのアルデヒド基という部分がＡＧＥｓを生成させることがわかっています。

善玉コレステロールでさえも糖化する

そのほか、脂質からもＡＧＥｓが生成されます。脂質に関しては、コレステロールには悪玉コレステロール（ＬＤＬコレステロール）と善玉コレステロール（ＨＤＬコレステロール）があります。悪玉コレステロールは血管にゴミをためていく作用があり、血管を老化させます。一方、善玉コレステロールは、血管のゴミ掃除をすることはご存じかと思います。

最近の研究では、**糖化した悪玉コレステロールは、さらに血管の老化を促進させる可能性が高い**ことがわかってきました。もっと怖いことに、一般には**善玉コレステロールといわれているＨＤＬコレステロールさえも糖化する**ことがわかっています。

この「糖化HDLコレステロール」は、血管のゴミ掃除をする（血管からのコレステロール引き抜き作用）ことができないものであり、善玉ではなくなるのです。このように、さまざまな糖化ストレスにさらされているのが、現代を生きる私たちです。

最も重要な朝食には野菜をたっぷりとろう

血糖に関して、「セカンドミール効果」についても知っておきましょう。

その日の最初にとった食事（ファーストミール）が、次の食事（セカンドミール）のあとの血糖値にも影響をおよぼす現象を「セカンドミール効果」といい、カナダ・トロント大学のジェンキンス博士が発表した理論です。

たとえば、食物繊維の多い大豆などのマメ類を多くふくむ食事は、炭水化物の吸収を遅らせるので、食後の血糖の上昇を抑えてくれます。さらに、次の食事のあとの血糖コントロールまでも改善することが知られています。

食物繊維の多い朝食と少ない朝食をとった際の昼食後の血糖

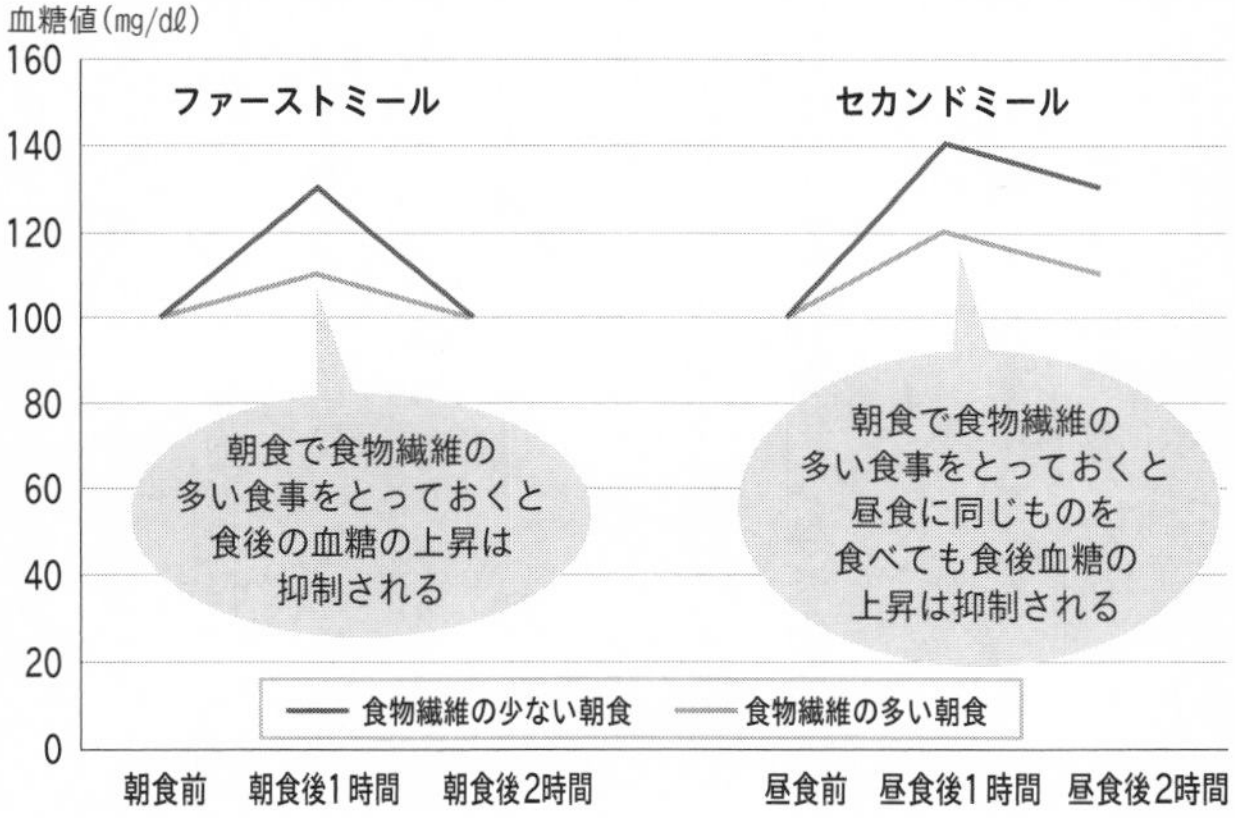

その理由の一つに、遊離脂肪酸の関与が考えられています。遊離脂肪酸は、脂肪細胞内で中性脂肪が分解されるときに生じます。遊離脂肪酸には、肝臓や筋肉でのインスリン作用（血糖値を下げる作用）を阻害する働きがあります。

したがって、**肥満の人は脂肪細胞から遊離脂肪酸が大量に分泌されるため、それがインスリンの効きが悪くなる**（インスリン抵抗性）原因になると考えられます。

朝食前は、通常、前夜から約半日間食事をとっていない状態ですから、1日24時間のなかでいちばん空腹時間が長く、インスリンの分泌量も少なくなっています。

就寝中をふくむこの時間には、エネルギー源として脂肪が使われている（脂肪の分解が亢進して血中の遊離脂肪酸が増えている）と考えられます。

翌朝に朝食をとると、その日最初のインスリン分泌があり、エネルギー源が脂肪から糖に切り替わります。インスリン自体は脂肪細胞での脂肪分解を抑制しますので、朝食後には血中の遊離脂肪酸は急速に低下します。

その結果、朝食前とくらべて、**昼食前の遊離脂肪酸濃度が低くなるため、昼食後のインスリンは作用が発揮されやすくなり、食後血糖の上昇は抑制されます。このことから、最も重要な食事は朝食**といえます。

そこで、インスリン抵抗性が高まっている朝食ではとくに野菜をたっぷりとり、食物繊維の摂取量を増やして、血糖値の上昇をゆっくりにする必要があるのです。

忙しいからといって、朝食をパン、バナナ、ヨーグルト、コーヒーなどですませ、食物繊維の豊富な大豆などのマメ類や野菜をとらないのはよくないと考えられます。

ちなみに、市販の野菜ジュースには、糖質がブレンドされているものが多い場合があります。これを先に飲んでしまうと、かえって血糖値の急激な上昇を招くことになるので注意が必要です。

当然ですが、朝食をとらないのは最も悪く、遊離脂肪酸の血中濃度が昼食前まで高いままで持続します。ここで**ブランチのように朝昼兼用の食事を多めにとると、食後の血糖値の上昇がさらに急激になります**ので注意が必要ですね。

9

活性酸素が老化を進める

私たちが永遠に生きられないのはなぜか

有酸素運動によってエネルギーの元をつくりだす

ニコニコ歩きは、いわゆる有酸素運動です。空気中に約20パーセントふくまれている**酸素を体内に取り込むと、その90パーセントが細胞内にあるエネルギー産生工場「ミトコンドリア」において、ATP（アデノシン三リン酸）というエネルギーの元をつくりだして筋肉を動かしてくれます。**

しっかり酸素を取り込んで、笑顔で歩くニコニコ歩きに対して、笑顔のできない無酸素運動があります。これは、いわゆる筋トレや短距離走などをしているときです。

歩く場合でも、あまりに速歩きになって笑顔が消えると、無酸素運動と考えてよいと思います。

このボーダーラインは、心拍数でいうと、「180−年齢」で求めることができます。たとえば、60歳の人なら、180−60＝120回／分ということになります。

スマートウォッチなどを装着して心拍数を測りながら歩ける人なら、120回／分を超えない状態であれば、ニコニコ歩き＝有酸素運動ができていると考えられます。

有酸素運動と無酸素運動では、おもに使われる筋肉の種類もちがうといわれています。筋肉にはざっくりいうと、速筋と遅筋があり、無酸素運動ではおもに速筋が使われます。

無酸素運動の際には、筋肉のなかに貯蔵されているグリコーゲンという糖分をおもに使用し、乳酸に分解してエネルギーを生成します。このときできる乳酸は、筋肉の収縮を阻害する働きをするため、疲労物質となります。さらに、グリコーゲンが枯渇《こかつ》すると、筋肉は収縮するのが困難になり、酸素の供給がないままだと動けなくなります。

一方、ニコニコ歩きで使われる遅筋は、体内に取り込んだ酸素で中性脂肪の構成成分である脂肪酸を燃やして（分解して）エネルギーにします。

この過程は、運動強度が最大酸素摂取量の65パーセントで最大となり、これより大きすぎても小さすぎても脂肪の燃焼効率は悪くなります。でも、ここまでがんばってしまうと乳酸がたまりはじめて疲れが残ってしまうため、続けるのがむずかしいかもしれません。そのため、何度も紹介しているニコニコ歩きがベストなわけです。

ミトコンドリアが生み出す活性酸素

さて、有酸素運動をすれば完璧かというと、そうとばかりはいえません。じつは、**ミトコンドリアがエネルギーを産生する際には、残念ながら、酸素の約2パー**

セントが不安定な活性酸素になります。

これが私たちの体を老化させていくと考えられており、私たちが永遠には生きられない原因の一つなのだと思います。

このように、呼吸によって取り入れた酸素の一部は、酸化力の強い活性物質の活性酸素に変化します。この活性酸素が老化を進めたり、がんを生じさせたりするというのが、現在、最も有力な老化の原因を説明する「酸化ストレス説」です。

10 歩くときは「抗酸化」を意識する

アンチエイジング食品を利用する

抗酸化物質はこんなにある

活性酸素に対抗するのが抗酸化物質で、アンチエイジングに役立つ物質といってもいいでしょう。

抗酸化物質として認められているものは、α-ヒドロキシ酸、ビタミンC、ビタミンE、ビタミンA、メラトニンなどです。歩くときは、このような食品や物質の適度な摂取や利用を心がけましょう。

なかでも、**トップクラスの抗酸化物質はα-ヒドロキシ酸で、加齢にともなう皮膚の老化に対して最も安全で効果がある**と考えられています。これは、サトウキビ、テンサイや、パイナップル、リンゴなどのフルーツ、酒粕に多くふくまれています。

ビタミンCは、体内のコラーゲンを合成するアミノ酸の一つ、ヒドロキシプロリンを生成するときに欠かせないものです。不足すると、組織をつないでいるコラーゲンを生成したり、保持したりすることがスムーズにいかなくなり、血管が損傷したりします。ビタミンCをふくむ食品の筆頭はアセロラで、ふくまれるビタミンCはレモンの10倍以上にものぼります。

ビタミンEは、トコフェロールとも呼ばれ、食品添加物（酸化防止剤）として広く利用されています。これは、脂質の酸化にかかわっているフリーラジカルという物質を除去します。

また、その結果できた**ビタミンEラジカルは、ビタミンCなどの抗酸化物質によってビタミンEに再生される可能性があります。**ただし、ビタミンEは脂溶性のため、体内に蓄積されやすいので、とりすぎないように注意する必要があります。

ビタミンAの元になるのはβ-カロテンです。これはニンジンをはじめ、緑黄色野菜に多くふくまれる天然色素、カロテノイドの一種です。体内の脂肪組織に蓄えられ、肝臓や小腸の粘膜のなかで、必要なときにはβ-カロテンが二つの分子に分かれてビタミンAになるので、プロビタミンAとも呼ばれます。

このほか、オリーブオイルやニンニクも強力な抗酸化作用が認められている食べ物ですから、積極的に食卓にのぼらせたいですね。

メラトニンは一石二鳥となるか

一方、メラトニンは、これらの食品の成分とは一線を画す、脳の松果腺《しょうかせん》という部分から分泌される血中ホルモンの一つです。血液のなかの濃度は1日のサイクルで変化しており、人では昼に低く、夜は高くなるところから、睡眠と関連していると考えられています。

同時に、メラトニンには、強力な抗酸化物質としての役割があります。食べ物だけでなく睡眠も、アンチエイジングとおおいに関係しているのです。

現在、睡眠薬として発売されている「ラメルテオン」（商品名は「ロゼレム」）という薬は、まさにメラトニンと同じ働きをして睡眠を誘発するのです。もしかすると、抗酸化作用もありますし、一石二鳥の作用も期待できるかもしれませんね。

11 歩くときはタバコをやめる

歩きタバコはなぜ悪いのか

一酸化炭素はヘモグロビンと結びつきやすい

喫煙の害については、いまさらいうまでもないでしょう。

肺がんなどに代表されるがんの発症が増えるのをはじめ、脳卒中や虚血性心疾患などの循環器疾患、慢性閉塞性肺疾患（COPD）や結核などの呼吸器疾患、2型糖尿病、歯周病など、非常に多くの病気の発症と関係しています。

東京など路上喫煙禁止の自治体も増えていますが、歩く際の喫煙についてはどうでしょうか。

喫煙しながらのウォーキングでは、せっかく有酸素運動をしているのに、運動能力を低下させて思うように動けないことがあります。

原因の一つには、タバコの煙にふくまれる一酸化炭素（CO）があげられます。炭素をふくむ物質が燃焼すると、二酸化炭素（CO_2）が発生しますが、酸素が不足している状態で不完全燃焼を起こすと一酸化炭素が発生します。

これが、いわゆる「一酸化炭素中毒」といわれるもので、最近、テレビなどでよく耳にされると思います。

歩くときの喫煙は体の回復力を落とす

体内にあるヘモグロビンは、通常、酸素と結びついて全身に酸素を運ぶ役割をしています。

ところが、一酸化炭素は酸素にくらべて、200倍以上もヘモグロビンと結びつきやすい性質をもっています。

そのため、**一酸化炭素が多くなると、ヘモグロビンは十分に酸素と結びつくこと**

ができなくなり、酸素不足になってしまうのです。

タバコの煙には、一酸化炭素が約3パーセントほどふくまれています。しかも一酸化炭素とヘモグロビンが結びついた「一酸化炭素ヘモグロビン」は、体内で4時間程度は消えないため、歩くときに喫煙する人はつねに酸素欠乏状態になっています。

そのほかにも、**喫煙によって靭帯や腱、軟骨などを構成するコラーゲンの生成をうながすビタミンCの損失が大きくなることも知られていて、歩行時の喫煙は体の回復力を落とす**ことにつながります。

当たり前の内容ではありますが、歩きながらの喫煙はNGです。

12 歩いたあとの入浴が大事

お湯の温度は41度で10分程度つかる

週に5回以上、浴槽につかる人は心臓も元気

しっかりと歩いた1日の終わりの入浴は、汚れを落とすだけでなく、心身を休めるリラックスタイムでもあります。

入浴というと、若い人を中心にシャワーだけですませる人も多いようですが、私は毎日、浴槽につかることをおすすめしています。その理由は、以下のような研究結果によります。

浴槽につかる入浴（浴槽入浴）の頻度が高い糖尿病の患者さんは、血糖コントロールの指標である「HbA1c」が良好であるというデータが、国立国際医療研究

センター国府台病院の勝山修行《ひさゆき》先生らによって報告されています（「カーディオロジーリサーチ〈心臓病学の研究〉」２０２２年６月）。

この論文では、浴槽入浴の頻度に基づいて、全体を三つの群（週に４回以上、週に１〜３回、週に１回未満）に分類し、比較検討した結果、週に４回以上の浴槽入浴の習慣がある患者さんのグループでは、ＨｂＡ1ｃ以外にも体格指数（ＢＭＩ）が低めで、拡張期血圧も低めであったとのことです。

週に5回以上の浴槽入浴が血管年齢を若くする

私たちも、抗加齢ドックを受診した健康な人たちのグループで検討した結果、週に５回以上、浴槽入浴の習慣がある人は、そうでない人にくらべて、動脈硬化の進行度合い（血管年齢）を示す脈波伝播速度が低い（血管年齢が若い）ことが明らかになっています。

さらに、心臓にかかる負荷度を示す検査値であるＢＮＰ（脳性ナトリウム利尿ペプ

入浴で心臓・血管を元気にするには…

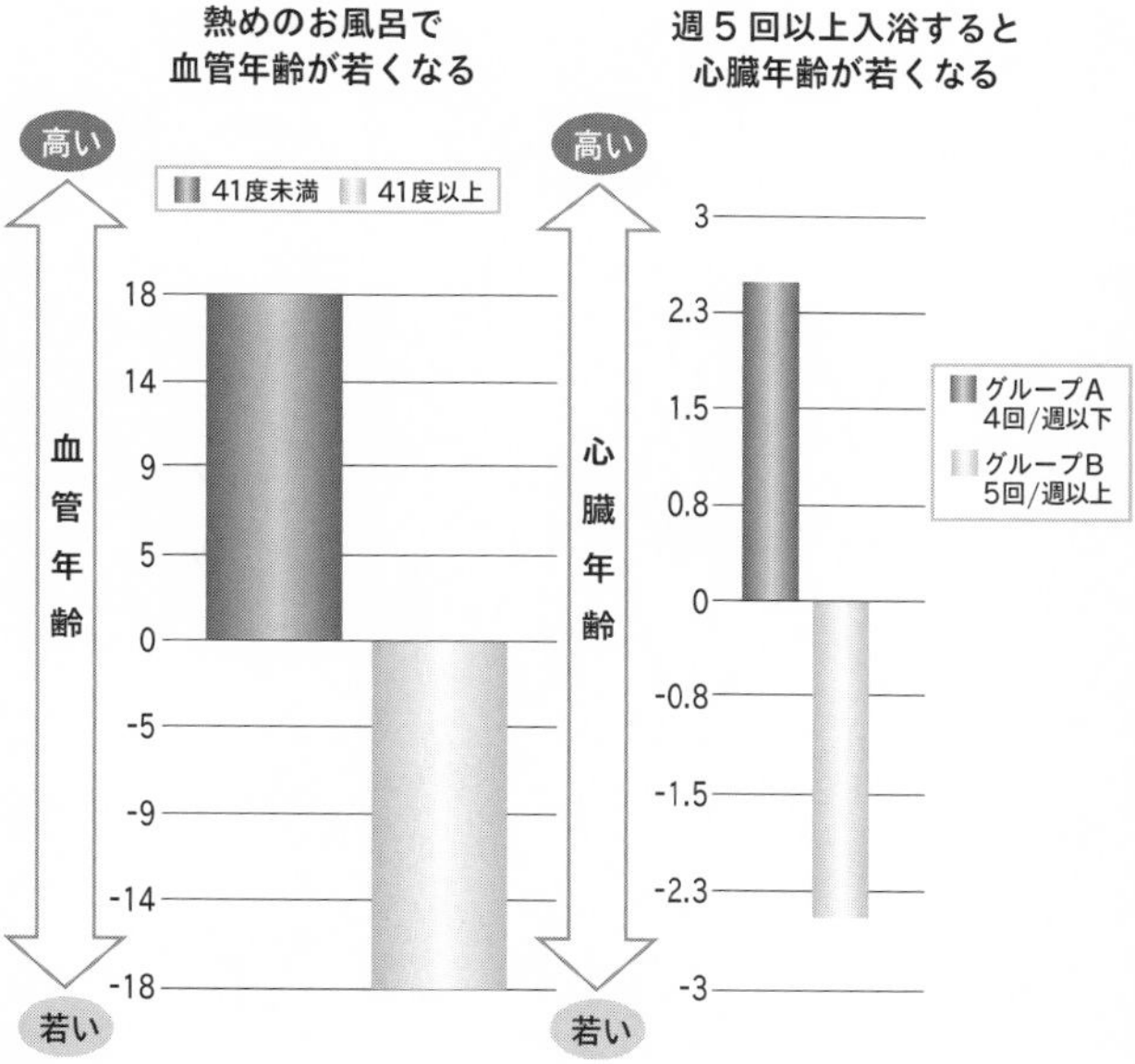

出所）小原克彦ほか「サイエンティフィックリポート」（2018年6月21日）を参考に作成

チド）も低い（心臓が元気）ことがわかりました（「サイエンティフィックリポート」２０１8年6月21日）。

私たちの研究では、入浴温度が41度程度の熱めのお湯に10分程度入っている人のほうが、ぬるめのお湯に入っている人よりも血管年齢が若く、バスタブにつかる入浴を週5回以上行っている人のほうが心臓も元気であるという結果が出ています（前ページ図参照）。

このことから、とくに持病がない人は、１日しっかり歩いたあとはシャワーだけでなく、お湯の温度は41度で10分程度、**できれば毎日、浴槽につかって休むことをおすすめ**しています。

13 歩いたあとはよく寝る

寝ているあいだに脳内の老廃物を洗い流す

酷使された大脳はノンレム睡眠中に冷却される

本書では「歩く」ことに焦点をあててきましたが、やはり健康のためには規則正しい生活をすることが重要です。**しっかり歩いて、夜にはしっかり「寝る」ことを心がけてください。**

メジャーリーグで大活躍中の大谷翔平《おおたにしょうへい》選手は、私もふくめて日本人のみなさんにもファンが多いことと思います。彼はアスリートとして類まれな運動量を誇るわけですが、睡眠にはことさら気を配っているそうです。

彼のインタビューを読みますと、まずは「何時間」というふうに時間にはこだわらず、「眠れるときにできるだけ眠る」ことをモットーにしているといいます。

では、実際、私たちは何時間寝るのが最もいいのでしょうか。

睡眠を考える場合には、次の二つが大切です。

①睡眠時間
②睡眠の質

まず、睡眠時間は、何時間くらいが認知症予防につながるのでしょうか。

これには多くの研究がありますが、比較的規模の大きな研究成果では、イギリスで7959人を対象に50歳以降から25年間追跡調査したものがあります。

対象者の50歳時および60歳時の睡眠時間のアンケート調査の結果で解析すると、睡眠時間が「7時間」の人にくらべて、「6時間以下」の人は、認知症の発症率が30パーセント高くなったというものがあります（「ネイチャー・コミュニケーションズ」2021年4月20日)。

次に、睡眠の質は、認知症の予防に関係があるのでしょうか。

睡眠には大きく分けて、「レム睡眠」と「ノンレム睡眠」があります。

レム睡眠の「レム」は、英語のREM(Rapid Eye Movement)からきている言葉です。寝ている状況を観察すると、急速な眼球の動きがみられることから、この名前がついています。

睡眠中には、全身の筋肉が弛緩《しかん》して体は休んでいますが、脳の活動はむしろ起きているときよりも活発になっているといわれ、夢をみることが多いようです。

レム睡眠は、寝入りばなにはあまり長い時間みられませんが、睡眠の後半にかけて長くなってきます。

一方、**ノンレム睡眠は、レム睡眠とは異なり、睡眠前半に最も深く長くみられる睡眠です。起きているときに酷使した大脳を、このときに冷却しているの**です。

一般に、高齢者では、ノンレム睡眠の時間が短くなるといわれます。

脳内の老廃物排除が認知症予防につながる

アルツハイマー病に代表される認知症では、脳内の老廃物である異常タンパク（アミロイドβ、タウ）が蓄積されることが大きな原因といわれています。ですから、老廃物をしっかりと排出することが認知症予防につながると考えられます。

全身の老廃物を流すのに重要なシステムがリンパの流れですが、じつは脳内にはリンパはありません。

でも、動物も用いた最近の研究で、次のようなことがわかってきました。

脳内では脳神経細胞（ニューロン）を支えるグリア（膠《こう》）細胞といわれる細胞のうち、**星状膠細胞《せいじょうこう》**（アストロサイト）という細胞が、たくみに大きさを変えて脳内に**間隙《かんげき》をつくることで、脳脊髄液から脳内の老廃物を洗い流す**システムがあるのです。

このシステムは、「グリンパティック・システム」と名づけられ、睡眠中はノンレム睡眠中におもに働くことが明らかになっています（「サイエンス」２０１９年11月

1日)。

私たちは、いまのところは、7時間の睡眠を基本に考えることが認知症予防につながると考えています。でも、将来的には、より睡眠の質にもこだわることが大事になるかもしれませんね。

おわりに

健康寿命を延ばすためには、加齢とともに心身の活力が低下して衰えがみられる「フレイル」を早めにみつけなければなりません。そして、適切な介入を行うことが必要です。

ところが、3年以上続いた「コロナ禍」が状況を一変させました。コロナ禍になる以前には、しっかりと健康を意識して生活してきた高齢者が、コロナ禍になって感染を恐れるあまり、外にも出ず、だれとも会話をせずに自粛するうちに、健康を害する例が激増したのです。

たとえば、こんなケースがあります。

その方は、もともと介護は必要ではなく、掃除や身の回りの一部において手助けが必要な「要支援1」という状況でした。週に1回程度、デイサービスに通って元気だったのですが、新型コロナウイルスの感染拡大によってデイサービスが休止になったため、外に出る機会を失い、一気に本格的な認知症に進行したのです。

こうした例は少なくありません。そのほかにも、外出自粛により歩くことが少なくなって脚力が低下した人、家で過ごす時間が長くなり過食傾向になる人も多数いました。

でも、私たち人間は、感染症にならないために生活しているわけではありません。なんでもかんでも自粛すればいいというものではないのです。その人らしく、少しでも長く人間らしい生活を送ることが大切です。

それを防ぐためには、毎日、歩くことが欠かせません。

でも、「歩く」という行為は、普段なにげなく行っているため、ランニングやほかの高強度のエクササイズほど効果がなさそうに思いますよね。

本書では、歩くことを、みなさんの無意識下に働きかけて、本人が知らないあいだに「歩く習慣」を身につけていただこうと考えました。

「ナッジ（nudge）」という言葉があります。その意味は、行動経済学の知見から、よい選択をするように、「そっと背中を押す」ことです。

ナッジの実用例として、男子トイレの丸印（的）が取り上げられます。小便器のなかに丸印が描かれたトイレは、日本でもよくみかけます。私たちは無意識のうちに、その的に向けて排尿します。それによって、便器から飛び散る量が少しでも抑えられ、トイレが清潔になるのです。

どうですか。無意識下に働きかけると、人は想像以上の動きをするようになると思いませんか。

歩くこと、すなわちウォーキングも同じです。ウォーキングは、けがのリスクが少なく、だれでも簡単に実行できるエクササイズなのです。
ぜひ、今日から、ウォーキングを日課にしましょう。

伊賀瀬道也

◎イラスト　瀬川尚志
◎編集協力　月岡廣吉郎

PHP新書

PHP INTERFACE
https://www.php.co.jp/

伊賀瀬道也［いがせ・みちや］

愛媛大学大学院抗加齢医学（新田ゼラチン）講座教授、愛媛大学医学部附属病院抗加齢・予防医療センター長。1964年、愛媛県生まれ。1991年、愛媛大学医学部卒業後に第二内科（循環器）に入局。米国Wake Forest大学・高血圧血管病センター（リサーチフェロー）、愛媛大学大学院老年神経総合診療内科特任教授などを経て2019年4月より現職。約4000人のドック受診者に指導を続けており、抗加齢医学研究のトップランナーとして知られる。『長生き1分片足立ち』（文響社）、『1分ゆるジャンプ・ダイエット』（冬樹舎）などの著書のほか、「NHKスペシャル」（NHK）などメディア出演も多数。

百歳まで歩ける人の習慣

（PHP新書1395）

脚力と血管力を強くする

二〇二四年五月二十九日　第一版第一刷
二〇二四年六月二十六日　第一版第二刷

著者——伊賀瀬道也
発行者——永田貴之
発行所——株式会社PHP研究所
東京本部——〒135-8137　江東区豊洲5-6-52
ビジネス・教養出版部　☎03-3520-9615（編集）
普及部　☎03-3520-9630（販売）
京都本部——〒601-8411　京都市南区西九条北ノ内町11
組版——月岡廣吉郎
装幀者——芦澤泰偉＋明石すみれ
印刷所
製本所——大日本印刷株式会社

ISBN978-4-569-85709-1

PHP新書刊行にあたって

「繁栄を通じて平和と幸福を」(PEACE and HAPPINESS through PROSPERITY)の願いのもと、PHP研究所が創設されて今年で五十周年を迎えます。その歩みは、日本人が先の戦争を乗り越え、並々ならぬ努力を続けて、今日の繁栄を築き上げてきた軌跡に重なります。

しかし、平和で豊かな生活を手にした現在、多くの日本人は、自分が何のために生きているのか、どのように生きていきたいのかを、見失いつつあるように思われます。そして、その間にも、日本国内や世界のみならず地球規模での大きな変化が日々生起し、解決すべき問題となって私たちのもとに押し寄せてきます。

このような時代に人生の確かな価値を見出し、生きる喜びに満ちあふれた社会を実現するために、いま何が求められているのでしょうか。それは、先達が培ってきた知恵を紡ぎ直すこと、その上で自分たち一人一人がおかれた現実と進むべき未来について丹念に考えていくこと以外にはありません。

その営みは、単なる知識に終わらない深い思索へ、そしてよく生きるための哲学への旅でもあります。弊所が創設五十周年を迎えましたのを機に、PHP新書を創刊し、この新たな旅を読者と共に歩んでいきたいと思っています。多くの読者の共感と支援を心よりお願いいたします。

一九九六年十月

PHP研究所

PHP新書

［医療・健康］

499 空腹力 石原結實
801 老けたくなければファーストフードを食べるな 山岸昌一
912 薬は5種類まで 秋下雅弘
926 抗がん剤が効く人、効かない人 長尾和宏
947 まさか発達障害だったなんて 星野仁彦／さかもと未明
1007 腸に悪い14の習慣 松生恒夫
1013 東大病院を辞めたから言える「がん」の話 大場 大
1047 人間にとって健康とは何か 斎藤 環
1053 iPS細胞が医療をここまで変える 山中伸弥［監修］／京都大学iPS細胞研究所［著］
1056 なぜ水素で細胞から若返るのか 辻 直樹
1139 日本一の長寿県と世界一の長寿村の腸にいい食事 松生恒夫
1143 本当に怖いキラーストレス 茅野 分
1156 素敵なご臨終 廣橋 猛
1173 スタンフォード大学教授が教える 熟睡の習慣 西野精治
1200 老化って言うな！ 平松 類
1240 名医が実践する「疲れない」健康法 小林弘幸
1244 腰痛難民 池谷敏郎
1285 健康の9割は腸内環境で決まる 松生恒夫
1314 医療貧国ニッポン 奥 真也
1338 もしかして認知症？ 浦上克哉
1339 5キロ痩せたら100万円 荻原博子
1341 60歳うつ 秋田 巌
1344 65歳からは、空腹が最高の薬です 石原結實
1346 定年後の壁 江上 剛
1360 頭がいい人、悪い人の健康法 和田秀樹
1369 職場の発達障害 岩波 明

［心理・精神医学］

103 生きていくことの意味 諸富祥彦
304 パーソナリティ障害 岡田尊司
364 子どもの「心の病」を知る 岡田尊司
381 言いたいことが言えない人 加藤諦三
453 だれにでも「いい顔」をしてしまう人 加藤諦三
862 働く人のための精神医学 岡田尊司
895 他人を攻撃せずにはいられない人 片田珠美
910 がんばっているのに愛されない人 加藤諦三
952 プライドが高くて迷惑な人 片田珠美
953 なぜ皮膚はかゆくなるのか 菊池 新

956 最新版「うつ」を治す　大野 裕
977 悩まずにはいられない人　加藤諦三
1063 すぐ感情的になる人　片田珠美
1091 「損」を恐れるから失敗する　和田秀樹
1094 子どものための発達トレーニング　岡田尊司
1131 愛とためらいの哲学　岸見一郎
1195 子どもを攻撃せずにはいられない親　片田珠美
1205 どんなことからも立ち直れる人　加藤諦三
1214 改訂版 社会的ひきこもり　斎藤 環
1224 メンヘラの精神構造　加藤諦三
1275 平気で他人をいじめる大人たち　見波利幸
1278 心の免疫力　加藤諦三
1293 不安をしずめる心理学　加藤諦三
1317 パワハラ依存症　加藤諦三
1383 高校生が感動した英語独習法　安河内哲也
1389 無理をして生きてきた人　加藤諦三

［**社会・教育**］

418 女性の品格　坂東眞理子
495 親の品格　坂東眞理子
504 生活保護vsワーキングプア　大山典宏
522 プロ法律家のクレーマー対応術　横山雅文
586 理系バカと文系バカ　竹内 薫［著］／嵯峨野功一［構成］
618 世界一幸福な国デンマークの暮らし方　千葉忠夫
621 コミュニケーション力を引き出す　平田オリザ／蓮行
629 テレビは見てはいけない　苫米地英人
854 女子校力　杉浦由美子
869 若者の取扱説明書　齋藤 孝
888 日本人はいつ日本が好きになったのか　竹田恒泰
987 量子コンピューターが本当にすごい　竹内 薫／丸山篤史［構成］
994 文系の壁　養老孟司
1022 社会を変えたい人のためのソーシャルビジネス入門　駒崎弘樹
1025 人類と地球の大問題　丹羽宇一郎
1032 なぜ疑似科学が社会を動かすのか　石川幹人
1040 世界のエリートなら誰でも知っているお洒落の本質　干場義雅
1059 広島大学は世界トップ100に入れるのか　山下柚実
1073 「やさしさ」過剰社会　榎本博明
1079 超ソロ社会　荒川和久
1087 羽田空港のひみつ　秋本俊二
1093 震災が起きた後で死なないために　野口 健
1106 御社の働き方改革、ここが間違ってます！　白河桃子
1125 『週刊文春』と『週刊新潮』闘うメディアの全内幕　花田紀凱／門田隆将

1128 男性という孤独な存在　橘木俊詔
1140 「情の力」で勝つ日本　日下公人
1144 未来を読む　ジャレド・ダイアモンドほか［著］／大野和基［インタビュー・編］
1146 「都市の正義」が地方を壊す　山下祐介
1149 世界の路地裏を歩いて見つけた「憧れのニッポン」　早坂　隆
1150 いじめを生む教室　荻上チキ
1151 オウム真理教事件とは何だったのか？　一橋文哉
1154 孤独の達人　諸富祥彦
1161 貧困を救えない国 日本　阿部彩／鈴木大介
1164 ユーチューバーが消滅する未来　岡田斗司夫
1183 本当に頭のいい子を育てる 世界標準の勉強法　茂木健一郎
1190 なぜ共働きも専業もしんどいのか　中野円佳
1201 未完の資本主義　ポール・クルーグマンほか［著］／大野和基［インタビュー・編］
1202 トイレは世界を救う　ジャック・シム［著］／近藤奈香［訳］
1219 本屋を守れ　藤原正彦
1223 教師崩壊　妹尾昌俊
1229 大分断　エマニュエル・トッド［著］／大野　舞［訳］
1231 未来を見る力　河合雅司
1233 男性の育休　小室淑恵／天野　妙
1234 ＡＩの壁　養老孟司
1239 社会保障と財政の危機　鈴木　亘
1242 食料危機　井出留美
1247 日本の盲点　開沼　博
1249 働かないおじさんが御社をダメにする　白河桃子
1252 データ立国論　宮田裕章
1262 教師と学校の失敗学　妹尾昌俊
1263 同調圧力の正体　太田　肇
1264 子どもの発達格差　森口佑介
1271 自由の奪還　アンデシュ・ハンセンほか［著］／大野和基［インタビュー・編］
1277 転形期の世界　Ｖｏｉｃｅ編集部［編］
1280 東アジアが変える未来　Ｖｏｉｃｅ編集部［編］
1281 ５０００日後の世界　ケヴィン・ケリー［著］／大野和基［インタビュー・編］／服部桂［訳］
1286 人類が進化する未来　ジェニファー・ダウドナほか［著］／大野和基［インタビュー・編］
1290 近代の終わり　ブライアン・レヴィンほか［著］／大野和基［インタビュー・編］
1291 日本のふしぎな夫婦同姓　中井治郎
1298 子どもが心配　養老孟司

1303 ウイルス学者の責任　宮沢孝幸
1307 過剰可視化社会　與那覇潤
1315 男が心配　奥田祥子
1321 奇跡の社会科学　中野剛志
1326 ネイチャー資本主義　夫馬賢治
1328 「立方体が描けない子」の学力を伸ばす　宮口幸治
1331 何もしないほうが得な日本　太田　肇
1334 指導者《リーダー》の不条理　菊澤研宗
1336 虐待したことを否定する親たち　宮口智恵
1343 ディープフェイクの衝撃　笹原和俊
1356 先生がいなくなる　内田良／小室淑恵／田川拓麿／西村祐二
1362 老い方、死に方　養老孟司
1367 左利きの言い分　大路直哉
1374 「今どきの若者」のリアル　山田昌弘［編著］
1380 本を読むだけで脳は若返る　川島隆太
1381 つながらない覚悟　岸見一郎
1382 未婚と少子化　筒井淳也
1385 子育てを変えれば脳が変わる　成田奈緒子
1386 教養を深める　森本あんり
1391 国民の違和感は9割正しい　堤　未果

［文学・芸術］

497 すべては音楽から生まれる　茂木健一郎
905 美　福原義春
916 乙女の絵画案内　和田彩花
951 棒を振る人生　佐渡　裕
1009 アートは資本主義の行方を予言する　山本豊津
1021 至高の音楽　百田尚樹
1103 倍賞千恵子の現場　倍賞千恵子
1126 大量生産品のデザイン論　佐藤　卓
1145 美貌のひと　中野京子
1165 《受胎告知》絵画でみるマリア信仰　高階秀爾
1191 名画という迷宮　木村泰司
1221 太宰を読んだ人が迷い込む場所　齋藤　孝
1253 若冲のひみつ　山口　桂
1270 美貌のひと2　中野京子
1284 天才論　立川談志の凄み　立川談慶
1288 ウルトラマンの伝言　倉山　満
1305 てんまる　山口謠司
1324 落語の凄さ　橘　蓮二
1330 忘れる読書　落合陽一
1378 愛の絵　中野京子
1390 美しい日本の言霊《ことだま》　藤原正彦